PERVERS NARCISSIQUES

Anne-Élizabeth Lacoste

PERVERS NARCISSIQUES

Un fléau largement méconnu de la société et des juges

L'Harmattan

5-7, rue de l'Ecole-Polytechnique, 75005 Paris

http://www.editions-harmattan.fr

ISBN : 978-2-343-17438-9
EAN : 9782343174389

A mon père, Gérard, auquel je dédie tout particulièrement cet ouvrage. De là-haut, il comprendra…

A ma sœur, Cécile, précieuse relectrice aux conseils bienveillants

A mes amies Isabelle, Swan, Geneviève, Chrystèle, Sylvie, Françoise, victimes de pervers narcissiques, courageuses et résilientes

A toutes les victimes humiliées, harcelées ou escroquées par des pervers narcissiques et auxquelles justice n'a pas été rendue

Préambule : pourquoi est-ce important d'en parler ?

Je suis venue au monde en Normandie dans les années 60, deux ans après ma sœur aînée. Mon père, artiste peintre, vendait de temps à autre quelques tableaux, mais cela n'aurait jamais suffi à nourrir notre famille. C'était ma mère qui faisait bouillir la marmite par son travail, d'abord en tant que secrétaire puis en tant que cadre, à la faveur d'une belle progression de carrière.

Pendant toutes mes jeunes années, j'avais bien sûr entendu parler des psychanalystes et autres psychothérapeutes, qui étaient souvent qualifiés de « jungiens » ou « freudiens », et prenaient en charge les petits désordres psychiques et blessures du passé de monsieur ou madame Toulemonde. Les psychiatres quant à eux, disait-on, prenaient en charge les vraies pathologies mentales. Mais je n'ai jamais entendu parler, de près ou de loin, des « pervers narcissiques ».

C'est au travers de mon parcours de vie que j'ai appris à découvrir, à mes dépens, ces personnalités pathologiques. D'abord, c'est au travail que j'ai commencé à me questionner douloureusement à leur sujet, à force d'observer leurs manipulations et autres agissements sournois. Jusqu'au jour où j'ai expérimenté le burn-out, épuisement physique et moral qui s'est manifesté après plusieurs années de tentatives pour m'adapter aux exigences d'un collègue auprès de qui travailler était pour moi un véritable enfer. Mon burn-out m'aura valu un arrêt de travail prolongé avant que je ne sois en mesure de remettre les pieds dans l'entreprise, non sans séquelles physiques et morales d'ailleurs.

Je reconnais être quelqu'un d'hypersensible mais il n'empêche que le travail n'est pas censé vous rendre malade. Aussi cet accident de parcours a-t-il été le déclencheur d'un long processus d'introspection, mais également d'une recherche active pour comprendre les causes profondes qui m'avaient amenée jusque-là.

Ce faisant, mes lectures m'ont conduite vers les personnalités dites « toxiques » avec lesquelles toute bonne relation relève de l'utopie. J'ai alors découvert cette jungle de termes employés par les psys pour qualifier les personnes qui, affectées de troubles plus ou moins graves du comportement, ne vous permettent pas de réaliser avec elles des échanges sereins, équitables ou à l'issue logiquement compréhensible. Mes lectures du moment m'ont permis de lever un coin du voile tout en me montrant qu'un bon défrichage était nécessaire pour mieux cerner ces personnalités peu fréquentables et comprendre pourquoi elles le sont.

A bien chercher, j'ai fini par prendre conscience que mon conjoint de l'époque, avec qui je vivais maritalement depuis quelques années, avait lui aussi une personnalité toxique. Eh oui ! Aussi extraordinaire que cela puisse paraître, je partageais sans le savoir mon intimité avec un pervers narcissique, tandis que je m'épuisais à travailler auprès d'un autre pervers narcissique. La coupe était vraiment pleine et c'était plus qu'il n'en fallait pour en arriver au burn-out !

Ma vie du moment s'est transformée en un véritable festival de prises de conscience, toutes aussi douloureuses les unes que les autres. De prise de conscience en prise de conscience, j'en suis arrivée à découvrir, outre ma trop grande naïveté, l'une des causes profondes de mon inaptitude à déjouer efficacement les pièges de ces dangereux manipulateurs, à savoir le fait d'être née d'une mère dotée de ces mêmes traits de personnalité. Vous l'aurez compris, j'ai découvert que ma propre mère, avec qui j'avais d'ailleurs coupé les ponts suite au décès de mon père tant je souffrais de me sentir malmenée par cette relation, était elle aussi une redoutable manipulatrice. Cette découverte m'aura au passage permis de comprendre qu'elle avait su habilement manœuvrer pour que, dès leurs toutes premières années de mariage, mon père reste confiné à la maison à peindre ses toiles dans la pièce de séjour qui lui servait d'atelier, avec pour seules sorties tolérées les courses alimentaires ou démarches administratives qu'elle lui demandait de faire et dont il devait s'acquitter non sans avoir effectué des tâches ménagères qu'elle lui attribuait, gérant ainsi insidieusement l'intégralité de son emploi du temps quotidien et faisant en sorte qu'il ait le moins possible de contacts avec l'extérieur. J'aurai l'occasion de développer dans ces pages les différentes techniques et manœuvres, dont celle de l'isolement, auxquelles l'individu pervers narcissique a recours pour maîtriser sa victime et prendre le pouvoir sur sa vie.

Mes éveils de conscience successifs, pour le moins désagréables et déstabilisants, ont sérieusement ébranlé le château de cartes que constituait alors ma vie de quinqua. Et lorsque le château s'effondre, il faut bien trouver les moyens pour reconstruire quelque chose... Les confessions que j'ai décidé de livrer ici constituent l'un des volets de la thérapie qu'il m'a fallu entreprendre pour panser les profondes blessures de mon âme, sérieusement affaiblie par des années de soumission inconsciente à des personnalités toxiques.

Bien au-delà de ma propre thérapie, mon objectif est d'aider toutes les personnes aux prises avec ce type de personnalité à trouver les moyens de sortir de ces relations destructrices, à obtenir les bons soutiens tant auprès de leur entourage que des psys, des associations spécialisées, ou encore des avocats et des juges. Cela me semble évident, la justice est loin d'être rendue en France aux victimes des pervers narcissiques ! Il ne s'écoule pratiquement aucune semaine sans qu'une émission de télévision ne relate une sordide histoire d'escroquerie, de harcèlement sexuel ou d'abus de confiance dans laquelle il m'apparaît que l'auteur(e) des faits est probablement pervers(e) narcissique, mais où celui-ci (celle-ci) nie toute responsabilité et s'en sort la tête haute sans que personne ne comprenne ce qu'il s'est réellement passé. Et pour cause, trop peu de gens sont capables de démasquer ces individus tant ils sont fourbes, calculateurs, menteurs, habiles manipulateurs, et souvent cachés derrière un masque de séduction et de simulation particulièrement efficace et trompeur.

J'ai envie de dire aux acteurs de la justice française et particulièrement aux avocats, aux procureurs et aux juges : « Réveillez-vous ! Les pervers sont parmi nous ! ». Car les préjudices causés par ces individus, tout aussi pernicieux les uns que les autres, sont lourds de conséquences pour les victimes et souvent - sans exagération - pour le restant de leurs jours. De fait, le préjudice moral est le dénominateur commun et les blessures psychiques infligées aux victimes peuvent laisser d'irréparables séquelles.

Mais le registre nocif du pervers narcissique ne s'arrête pas là, car cet individu se comporte comme un prédateur ou un parasite sachant tirer profit de toutes les richesses matérielles, intellectuelles, artistiques ou autres, qu'il a préalablement repérées chez sa victime (choisie à dessein), et les exploiter s'il le peut jusqu'à épuisement de celle-ci. Si la victime possède de l'argent, tel un escroc talentueux, le pervers essaiera de détourner cet argent à son profit jusqu'à la ruiner. S'il s'agit d'une compétence professionnelle ou d'un talent artistique, le pervers, tel un profiteur voire un usurpateur, essaiera de les détourner pour jouir de la reconnaissance et des retombées financières qui devraient revenir de droit à sa victime... De belles et brillantes carrières peuvent ainsi être anéanties.

Quelle que soit la nature des préjudices, il est important de comprendre que l'entourage de la victime en subit aussi les conséquences. Qui a envie de voir un parent aimé, un ami ou un proche sombrer dans la détresse morale, incapable de retrouver le goût de vivre ou la confiance en soi, ou encore matériellement démuni et dépendant des aides sociales après avoir été spolié par un escroc en liberté ?

Quel que soit le contexte de la relation – familial, professionnel ou conjugal -, les dommages infligés aux victimes du pervers narcissique sont beaucoup plus importants qu'il n'y paraît : confiance en soi anéantie, dépressions, vies ou carrières brisées, liens familiaux rompus, patrimoines dilapidés..., de même que les conséquences en chaîne pour l'entourage : chagrin, sentiment d'impuissance, relations abîmées, héritages détournés, obligation d'assister financièrement la victime pour qu'elle puisse subvenir à ses besoins lorsqu'elle n'y parvient plus...

Etre l'enfant d'un pervers narcissique est un sujet qui mérite à lui seul un ouvrage tant il est blessant et même traumatisant d'être élevé par ce type de parent, puis de continuer d'interagir avec lui à l'âge adulte. Bien qu'étant pleinement concernée par ce douloureux sujet, j'ai fait le choix de le laisser un peu de côté pour m'intéresser essentiellement ici à la relation professionnelle et à la relation conjugale avec le pervers narcissique.

Il est primordial de comprendre que, lorsque la relation prend fin entre le pervers narcissique et sa victime, suite par exemple à un divorce, une mutation professionnelle ou toute autre circonstance de la vie, l'histoire va nécessairement se répéter avec quelqu'un d'autre. Tel un serial killer toujours à la recherche de sa prochaine victime, le pervers narcissique ne s'arrête jamais de nuire. Dès qu'il en a fini avec vous, c'est pour s'en prendre à quelqu'un d'autre. D'où l'intérêt de le contraindre à rendre compte devant la justice lorsqu'il enfreint la loi, car c'est l'unique manière, non seulement d'obtenir réparation - ou tout au moins la reconnaissance - du préjudice que vous avez subi, mais également de le freiner dans ses agissements futurs à l'égard de ses prochaines victimes, dès lors qu'il vit dans la crainte d'être pris de nouveau la main dans le sac.

Je ne pourrais clore ce préambule sans préciser que certains auteurs crédibles font état d'une progression inquiétante de la population perverse narcissique. En 1997, la psychothérapeute et conférencière Isabelle Nazare-Aga évaluait à deux ou trois % la proportion d'individus pervers narcissiques au sein de la population. En 2013, le Docteur Dominique Barbier, criminologue, psychiatre et psychanalyste, fait état d'un développement exponentiel de cette population, qui représenterait selon lui pas moins de 10 à 30 % de la population. Même si je pense que 30 % est très probablement une surestimation, je me suis aperçue lors de conversations avec des personnes de mon entourage, que beaucoup d'entre elles étaient confrontées souvent sans le savoir à un parent (père, mère, gendre ou belle-fille...), à un collègue de travail, ou encore un(e) conjoint(e) pervers(e) narcissique. Les pervers narcissiques sont-ils un peu partout dans la société française ? Certainement oui, d'où l'importance cruciale de savoir les démasquer et de mettre en place la bonne stratégie pour se prémunir de leurs agissements ou obtenir réparation des préjudices subis.

CHAPITRE 1

La perversion narcissique vue par les psys

Par commodité, j'utiliserai l'abréviation PN tout au long de ces pages pour désigner le ou les Pervers Narcissique(s).

Avant d'entrer dans le vif du sujet, j'aimerais dire que le fait de savoir si l'individu PN est atteint d'une névrose, d'une psychose ou de tout autre trouble mental est quelque peu secondaire lorsque l'on doit faire face aux manœuvres malveillantes de ce type d'individu dans sa propre vie. Cet ouvrage est conçu, avant tout, comme une aide aux victimes auxquelles je souhaite donner des repères pour qu'elles soient en mesure de démasquer leur séduisant bourreau et de lutter contre ses agissements. Si vous êtes actuellement aux prises avec un PN au travail ou dans votre couple, c'est aux chapitres suivants que vous trouverez les informations et les pistes d'actions les plus immédiatement utiles.

La question que je soulève ici, car je ne vois pas comment l'éluder complètement en prétendant leur consacrer un ouvrage, est de savoir qui sont les PN pour les psys. Sur ce plan, force est de constater que les auteurs d'ouvrages ou de sites internet traitant de ce sujet ne sont pas unanimes.

Si l'expression « PN » revient souvent comme s'il s'agissait du terme le plus en vogue, certains auteurs parlent de « psychopathes » tandis que d'autres préfèrent parler de « manipulateurs », « manipulateurs pervers » ou encore de « personnalités toxiques », etc. Même si cette disparité provient pour partie de la disparité même de ces auteurs – psychiatres, criminologues, psychanalystes, psychothérapeutes, professeurs de psychologie... - et peut-être aussi des libertés de langage prises par les journalistes se faisant leur écho dans la presse, je constate qu'un certain flou règne sur la nature même de ce trouble. C'est ce flou que je voudrais tenter de lever ici.

La notion de « perversion narcissique » revient à Paul-Claude Racamier, psychanalyste français, qui l'a décrite pour la première fois en 1986 dans *La Revue française de psychanalyse*. D'autres publications du même auteur, en 1987 et 1992, sont venues compléter cette notion. Racamier considère qu'il s'agit d'un processus associant deux notions freudiennes, celle de perversion et celle de narcissisme, par lequel un individu en entraîne d'autres en transgressant leur espace psychique et en se servant d'eux, aboutissant ainsi à un désordre collectif. Pour Racamier, la perversion narcissique n'est donc pas simplement un processus individuel puisqu'il est interactif, et sa théorie ne cherche pas à qualifier des individus mais à identifier les origines d'un dysfonctionnement dans les interactions.

En tout état de cause, la perversion narcissique est à l'origine, et encore à ce jour, une notion psychanalytique.

Un peu plus tard, en 1989, le psychiatre Alberto Eiguer publiera un ouvrage intitulé *Le pervers narcissique et son complice* dans lequel il reprend cette notion mais en l'attribuant cette fois-ci à un individu. Ce sera le point de départ de l'expression « pervers narcissique ».

En 1998, la notion de harcèlement moral décrite par Marie-France Hirigoyen mettra en lumière l'un des actes commis par l'individu qualifié de « pervers narcissique ». Auteure de nombreux ouvrages sur le harcèlement, Marie-France Hirigoyen a ainsi contribué à vulgariser à la fois la notion de harcèlement moral mais aussi l'expression « pervers narcissique ».

L'expression PN a depuis été abondamment reprise pour décrire un comportement pathologique reposant entre autres sur la manipulation mentale, arme de prédilection du PN pour exercer une emprise sur son entourage. Toutefois, aussi étonnant que cela puisse paraître, cette expression ne qualifie pas, pour le moment, une maladie mentale.

Dans une enquête de *L'Obs* de mars 2012 sur les PN, très bien documentée, on peut lire : « Nulle mention de ce profil dans le DSM-IV, manuel de classification internationale des troubles mentaux. La notion se cherche. Pour certains, il ne faut pas craindre de parler de véritable déviance morale et de poser la question du mal, comme le fit Scott Peck, psychiatre américain. Pour d'autres, c'est une psychose sans symptômes apparents, avec une dimension paranoïaque, ou "psychose blanche", une maladie incurable… ».

A la lecture de cette enquête, je me suis décidée à explorer le « DSM », Diagnostic and Statistical Manual of Mental Disorders – en français : Manuel diagnostique et statistique des troubles mentaux - dont la version 5 dite « DSM-5 » est entrée en application en 2013. Le DSM, produit pour la première fois en 1952 par l'Association américaine de psychiatrie, a pour objectif d'aider les psychiatres et psychothérapeutes à diagnostiquer les pathologies mentales de leurs patients, grâce à une classification de l'ensemble de ces pathologies et à des listes de critères cliniques caractérisant chaque pathologie. Cette classification est établie à partir d'un consensus d'experts. Elle ne s'adresse pas au grand public mais, comme bien d'autres documents destinés au corps médical, elle est consultable sur internet.

Parmi l'ensemble des troubles mentaux répertoriés, le DSM-5 mentionne six « troubles de la personnalité » : antisocial, évitant, borderline, narcissique, obsessionnel-compulsif et schizo-typique. Pour mémoire, la personnalité est la signature comportementale d'un individu incluant à la fois son tempérament, d'origine génétique, et son caractère, qui résulte des apprentissages et des événements ayant marqué sa vie.

On relève donc au passage que le trouble de la « personnalité narcissique » existe et qu'il est décrit comme une personnalité caractérisée par *un mode général de grandiosité* – tendance à surestimer ses capacités et à exagérer ses réalisations -, *un besoin d'être admiré et un manque d'empathie*. Nulle mention de perversion dans ce descriptif.

Ainsi, les psychiatres identifient des « troubles de la personnalité » qu'il convient de distinguer de la simple notion de « mauvais caractère », étiquette que nous sommes tous capables d'attribuer – à tort ou à raison – aux personnes de notre entourage. Le DSM-5 définit d'ailleurs les critères cliniques qui caractérisent ces troubles, auxquels s'ajoutent des niveaux de sévérité. Je renvoie les personnes désireuses d'en savoir davantage à des lectures spécialisées.

C'est donc en parcourant le DSM que j'ai découvert le dédale que constituent les pathologies mentales de l'être humain et leur classification par les experts en psychiatrie, mais je n'y ai pas trouvé la moindre mention de « perversion narcissique ». J'avoue que cela m'interpelle... Comment se fait-il qu'un comportement pathologique mis en évidence en France dans les années quatre-vingt, et en progression exponentielle aux dires de certains criminologues ou thérapeutes, soit aujourd'hui encore passé sous silence dans les manuels de psychiatrie ? A l'évidence, toute la lumière n'est pas faite sur cette question et des efforts de recherche et d'investigation sont nécessaires pour éclairer notre société sur la vraie nature de ce mal particulièrement sournois.

Je ne doute pas que les versions futures du DSM s'enrichiront encore et que la problématique qui nous concerne aujourd'hui aura la place qu'elle mérite dans ces ouvrages.

Au sujet du PN, le philosophe Michel Onfray parle de délinquant relationnel : « le *délinquant relationnel* est quelqu'un chez qui la pulsion de mort triomphe et où la pulsion de vie est très secondaire. Il est incapable de contracter (c'est-à-dire de passer un accord éthique avec un tiers), il dit une chose et fait son contraire dans les actes, est incapable de s'engager, d'être de bonne foi, d'honorer une parole… ». J'aime assez cette description tout en la considérant comme un euphémisme tant cette délinquance peut être lourde de conséquences pour les victimes. Conséquences qui peuvent aller jusqu'au suicide ou au meurtre, tout de même ! J'y reviendrai.

En tant que victime à plusieurs reprises des agissements de personnalités PN (pendant l'enfance, puis au travail et dans ma vie de couple), et donc pour avoir expérimenté les choses en étant pleinement impliquée dans la relation toxique qui vous est infligée par le PN, je retiendrai trois traits caractéristiques qui me semblent incontestablement constituer le dénominateur commun à toutes ces personnalités, le troisième étant le moyen mis au service des deux premiers : la perversité, le narcissisme et la manipulation.

Je vais m'attarder un instant sur chacune de ces caractéristiques, non comme une experte des maladies mentales que je ne prétends pas être, mais comme quelqu'un qui a passé sans le savoir de nombreuses années à côtoyer des individus PN et à essayer d'interagir avec eux, de les cerner, de comprendre leurs comportements... avec le souvenir amer d'être juste parvenue à me griller les ailes à leur contact et le sentiment d'en garder de profondes blessures.

1.1 La perversité

Selon la définition du Larousse, le mot pervers signifie « qui est enclin à faire le mal et qui le tente par des moyens détournés », et aussi « dont les instincts sexuels se manifestent par un comportement anormal ». La perversité est une « tendance à faire le mal consciemment par plaisir de nuire ». Quant à la perversion, elle peut revêtir trois sens : « action de corrompre une personne saine ou vulnérable » ; ou encore « déviation des tendances normales » ; mais aussi « pratique érotique d'un sujet dont les actes sont considérés comme immoraux ou antisociaux ».

Alors, incontestablement oui, la perversité et la perversion font bien partie du registre du PN dans tous les sens donnés par le Larousse. Le PN fait le mal en toute conscience. Et en effet, la déviance et les pratiques sexuelles peu morales ou antisociales font bien partie de sa panoplie. Je reviendrai sur ce point.

Quant à la question de savoir si le PN retire un réel plaisir des nuisances qu'il vous inflige, ce que de nombreux auteurs affirment, je vais me permettre d'émettre un point de vue purement personnel. Il me semble clair que la propension du PN à faire le mal répond à un besoin irrépressible, une sorte de « compulsion », mais que le plaisir résultant de ses actes malveillants est assez relatif et éphémère, telle une tension qui serait momentanément soulagée pour reprendre de plus belle. Pour illustrer ma pensée, je retiendrai l'image d'une partie de tennis dans laquelle le plaisir de rattraper une balle, de la mettre hors de portée de l'adversaire et finalement de marquer un point s'éteint très vite tant que le match n'est pas gagné et qu'il faut se concentrer jusqu'au bout pour y parvenir. Sitôt la partie gagnée avec, à la clé, le plaisir éphémère de la victoire, la tension monte de devoir en gagner une autre pour se prouver que l'on est toujours le meilleur, et ainsi de suite… Cette image me convient d'autant qu'il y a bien chez le PN la volonté, non pas seulement de marquer des points contre vous, mais de gagner le match qu'il a entamé contre vous à votre insu, sans que rien ne vienne tarir cette impérieuse nécessité de prouver sa supériorité. La comparaison a ses limites car le PN est dénué de tout esprit sportif ; il ne vous accordera aucune revanche et veut vous laisser pour mort à la fin du match, un point c'est tout !

Toujours est-il que les psychiatres s'accordent à dire que le PN est conscient du mal qu'il fait à autrui et donc légalement responsable de ses actes.

Au-delà de la perversion, le PN est caractérisé par une absence totale de moralité. Ne vous y trompez pas, lorsqu'il trahit votre confiance (escroquerie, usurpation, imposture, infidélité, dissimulation, mensonge...), il sait exactement ce qu'il fait mais cela ne lui pose strictement aucun cas de conscience. Le sentiment de culpabilité ou le remords lui sont totalement étrangers, et il n'essaie même pas de simuler. Il reste « droit dans ses bottes » et imperturbable quelle que soit la gravité des faits qui lui sont reprochés. Confronté à des reproches justifiés et poussé dans ses derniers retranchements, il cherche la porte de sortie la plus confortable pour lui : ses propos deviennent confus, relativement incompréhensibles, il cherche à vous embrouiller pour que vous cessiez de l'importuner par votre attitude selon lui sans fondement. Il peut aussi se mettre en colère pour vous impressionner et vous obliger à changer d'attitude, ou prendre la fuite (par exemple : au téléphone, il vous raccroche au nez et ne cherchera jamais à reprendre le fil de la conversation interrompue). Ou encore, il fond en larmes pour vous apitoyer et actionner ainsi le levier de votre culpabilité pour que vous redeveniez plus « gentil » et compréhensif (cas de la femme PN en particulier, qui verse des larmes de crocodile pour vous montrer à quel point votre incompréhension la blesse...). Se laisser apitoyer serait une belle erreur car le PN sait parfaitement simuler des émotions qu'il n'a pas (colère, tristesse), c'est un excellent comédien, notamment dans le registre de la dramaturgie. Mais continuer de vouloir résoudre le conflit est tout aussi illusoire : il a cherché à vous trahir ou à vous nuire délibérément, par vos reproches vous lui prouvez qu'il a atteint son objectif, il est satisfait.

Face à un juge, il nie les faits qui lui sont reprochés et ment avec un aplomb déconcertant. Lorsque sa culpabilité est établie, son absence de remords transparaît clairement, il ne demande jamais pardon à ses victimes et toute la salle d'audience reste médusée devant cette indifférence sidérante. Les victimes doivent se résoudre à cet état de fait : il ne regrette rien ! Cherchez dans l'actualité, vous trouverez…

Aucune émotion ne transparaît sur son visage ou dans ses propos pour la bonne et simple raison qu'il n'en éprouve pas. Pour lui, la faute revient toujours à quelqu'un d'autre, sa responsabilité n'est jamais engagée. Il est toujours victime, jamais coupable de quoi que ce soit. Et son intelligence relativement élevée (j'y reviendrai car cette affirmation a de quoi choquer les personnes qui associent intelligence et moralité), combinée à ses talents de manipulateur hors pair, lui permet de retourner presque toutes les situations à son avantage. Les mensonges dont il use et abuse sans vergogne sont très difficiles à détecter tant le PN est dans le déni de sa responsabilité et imperturbable au plan émotionnel. Confronté à ses actes délictueux ou criminels, il cherche à faire porter le chapeau à quelqu'un d'autre, et le plus souvent à sa ou ses victime(s) par un processus de charge inversée comme le font les jeunes enfants face aux reproches de leurs parents ou enseignants : « c'est pas moi, c'est lui ! »… Mesdames et Messieurs les avocats et les juges, s'il vous plaît, ne lui laissez pas le loisir de vous manipuler ! Ne vous laissez plus berner !

Oui, le PN est un très grand menteur. On peut parler ici de mythomanie. Il peut falsifier son cv pour décrocher un emploi, mentir sur son identité ou son état civil, s'inventer un passé qu'il n'a jamais eu, mener une double vie à l'insu de sa famille… Avec le PN, tous les coups sont permis !

Le PN est également très calculateur. Il veut pouvoir poser des actes malveillants et transgresser la loi sans avoir à en subir les conséquences (procès, condamnation, emprisonnement, licenciement, dommages et intérêts, divorce, règlement de compte, vengeance...). Aussi est-il capable de contrôler ses pulsions malveillantes si ce n'est pas le bon moment, et les garder pour plus tard. Il ne veut surtout pas être pris la main dans le sac et sait remarquablement commettre ses forfaits sans laisser la moindre trace ni le moindre élément de preuve (surtout pas de trace écrite, pas de témoin visuel ou auditif...). Il est capable du crime parfait. Il sait aussi se comporter différemment selon les personnes qu'il a en face de lui et selon les circonstances. De ce fait, le PN est le plus souvent un délinquant en col blanc, socialement intégré et apparemment au-dessus de tout soupçon, sauf lorsqu'il tombe sur un adversaire à sa mesure qui saura le démasquer et lui faire payer ses malveillances... Cherchez des exemples dans l'actualité médiatique, vous en trouverez !

Ce calcul dont le PN est capable au point d'être (trop) rarement démasqué par le système judiciaire montre bien qu'il est pleinement conscient de ce qu'il fait. Mesdames et Messieurs les avocats et les juges, s'il vous plaît, ouvrez l'œil ! Mais sachez aussi que les PN peuvent faire le même métier que vous puisqu'ils sont présents absolument partout, dans toutes les catégories socio-professionnelles et toutes les strates de la société.

1.2 Le narcissisme

D'où vient la notion de narcissisme ? Ce trouble de l'identité et de l'estime de soi est dépeint dans la mythologie grecque par l'histoire de Narcisse, jeune homme doué d'une grande beauté. Dans Les *Métamorphoses d'Ovide*, il est le fils du dieu-fleuve Céphise et de la nymphe Liriopé. Ce garçon était tellement beau que toutes les nymphes espéraient recevoir ses faveurs. Mais le jeune homme était indifférent aux beautés qu'il croisait. C'est en repoussant l'amour de la nymphe Écho que Narcisse s'attira la colère de la déesse Némésis qui, émue par le chagrin sincère de la nymphe, se résolut à la venger. Ainsi, pris d'une soif terrible, Narcisse se laissa guider par Némésis jusqu'à une fontaine et il s'y pencha pour prendre une gorgée d'eau. Lorsqu'il vit son propre reflet, Narcisse en tomba amoureux. Dès lors, il ne cessa plus de contempler son beau visage dans l'eau. Il se désespérait de ne pouvoir ni toucher ni aimer cette image, et il n'arrivait pas à s'en éloigner. Sa douleur était si grande qu'il appelait la mort, espérant ainsi se libérer d'un amour impossible. « Hélas, gémissait-il, je comprends bien maintenant toute la peine que j'ai causée à ces jeunes filles ! ». Le temps s'écoulait et, progressivement, les pieds de Narcisse se changèrent en racines, son corps en tige, et sans qu'il s'en aperçût, le jeune homme se transforma en une jolie fleur, qui porte encore son nom.

Narcisse est donc l'évocation symbolique et poétique d'un individu incapable d'aimer qui que ce soit hormis lui-même.

On l'a vu, le DSM-5 recense six « troubles de la personnalité » au rang desquels figure la « personnalité narcissique », à savoir une personnalité caractérisée par une tendance à surestimer ses capacités et à exagérer ses réalisations, un besoin d'être admiré et un manque d'empathie.

Rappelons que le narcissisme sain existe. Comme l'explique le psychologue clinicien Didier Pleux, auteur de « *De l'adulte roi à l'adulte tyran* » : « il est tout à fait normal de bien s'aimer et d'avoir une petite dose de narcissisme, car c'est un présupposé fondamental pour accepter les autres et les aimer à leur tour. Mais les narcissiques sont, eux, incapables d'empathie. Le "sentiment de l'autre" leur est étranger. »

On ne peut pas dire que le narcissisme du PN soit sain, loin s'en faut. Pour en avoir côtoyé quelques-uns, une chose est certaine à mes yeux, le PN est un parfait égocentrique. Outre son absence d'empathie, tout son entourage est instrumentalisé pour répondre exclusivement à ses besoins et satisfaire ses moindres désirs. A ses côtés, même si vous n'êtes pas assez intime avec lui ou assez lucide pour le percevoir, vous n'existez pas, il est TOUT, vous n'êtes RIEN. Vous lui devez TOUT, il ne vous doit jamais RIEN.

Selon Paul-Claude Racamier : « Le *mouvement pervers narcissique* est une façon organisée de se défendre de toutes douleurs et contradictions internes et de les expulser pour les faire couver ailleurs, tout en se survalorisant, tout cela aux dépens d'autrui et non seulement sans peine mais avec jouissance ». On retrouve ici les notions de survalorisation de soi et de manque d'empathie caractéristiques du trouble de la personnalité narcissique, mais avec une dimension perverse qui n'est pas particulièrement attribuée à cette personnalité-là.

Sous la plume de la psychiatre Geneviève Reichert-Pagnard, auteure en 2011 de l'ouvrage « *Les relations toxiques* », « la perversion narcissique consiste à employer des moyens retors - en l'occurrence vampiriser et anémier son partenaire - pour combler une faille infiniment béante et un vide intérieur. Ce vide vertigineux dans lequel tout affect semble avoir été éteint depuis l'enfance ». Ici, au-delà des douleurs et des contradictions internes projetées sur autrui tel que mentionné par Racamier apparaissent les notions de vide intérieur et d'absence d'affect, très éloignées d'un narcissisme sain. Si tout affect lui est étranger, cela veut dire que le PN ne vous aime jamais. Il peut tout au plus faire semblant pour mieux vous gruger. Mais cela veut dire également qu'il ne s'aime pas non plus, même s'il donne l'apparence du contraire.

Pour ma part, je ne suis pas certaine qu'il faille parler de « vide intérieur » même s'il s'agit seulement d'une métaphore, mais plutôt d'une vie intérieure définitivement figée sur des certitudes délirantes (« je suis le meilleur, le plus parfait, tout m'est dû »...) et stérile étant donné qu'aucun affect, émotion, sentiment ou pensée ne vient enrichir ou bonifier l'individu, parfaitement hermétique à tout changement d'état d'esprit ou d'attitude.

Le PN a donc, en effet, un sérieux problème narcissique - une image de soi déformée - mais il ne semble pas correspondre strictement à la définition d'une « personnalité narcissique » qui, bien que manquant d'empathie, n'est pas forcément encline à commettre des actes de malveillance délibérée à l'égard d'autrui.

Selon le DSM, lorsqu'une personne présente des traits de personnalité qui répondent aux critères d'un ou de plusieurs « troubles de la personnalité », tous les diagnostics peuvent être portés simultanément. Alors j'ouvre cette brèche pour faire un rapprochement entre le comportement du PN et celui de la « personnalité antisociale », caractérisée par un mode général de *mépris* et de *transgression des droits d'autrui*. On parle aussi à son sujet de « psychopathe » ou de « sociopathe ». La tromperie et la manipulation sont au centre de la personnalité antisociale du psychopathe, qui ne parvient pas à se conformer aux normes sociales ni aux comportements légaux, avec des troubles de la conduite tels que : agressions envers les personnes, destruction de biens, fraudes, vols ou infractions graves aux règlements. Mais ce tableau ne cadre pas non plus avec celui du PN qui, certes, transgresse les droits d'autrui de diverses manières, mais n'a pas le côté impulsif et incontrôlé de la personnalité antisociale chez qui les décisions sont prises sur le moment, sans réfléchir ni considérer les conséquences pour soi-même ou pour autrui. Comme vu précédemment, le PN est bien plus dans le self-control, le calcul et la préméditation que la personnalité antisociale. Cela lui permet de nuire à sa guise sans être pris la main dans le sac. Pas vu, pas pris !

En clair, le PN n'est pas à proprement parler un psychopathe ni un sociopathe.

1.3 La manipulation

La manipulation mentale est le mode opératoire de prédilection des PN pour parvenir à leurs fins. C'est un art qu'ils maîtrisent à la perfection, raison pour laquelle certains auteurs préfèrent les qualifier de « manipulateurs », à l'instar de la psychothérapeute, auteure et conférencière Christel Petitcollin. Je la cite : « Les manipulateurs sont, de manière générale, profondément malveillants. Ils traversent la vie en étant bourrés de colère, ce sont des boules de haine. Ce qui différencie les pervers narcissiques des manipulateurs plus "ordinaires", c'est leur niveau de sadisme et de cruauté. »

J'avoue que je préfère parler de « pervers narcissiques » plutôt que de « manipulateurs », justement pour les différencier des individus qui ont des tendances manipulatrices sans avoir le niveau de malveillance et de dangerosité du PN.

Au premier abord, il est possible de croire en la sincérité du PN tant il maîtrise l'art de se faire passer pour ce qu'il n'est pas. Pour lui, tous les moyens sont bons pour se donner l'apparence d'un être plein de charme, de talents et de vertus morales. A commencer par le mensonge auquel il recourt abondamment et sans l'ombre d'un scrupule, comme nous l'avons déjà évoqué.

Cet art de la manipulation, poussé à l'extrême, ne doit surtout pas être confondu avec les petites manipulations occasionnelles que l'on rencontre chez Monsieur ou Madame Toulemonde, telles que le chantage affectif, les petits arrangements avec la vérité, ou une manière anodine de culpabiliser l'autre, dont la finalité est bien de tourner les choses à son propre avantage. Le PN a une véritable compulsion : celle de vous manipuler, qui que vous soyez, comme un instrument au service d'une seule et unique cause, la sienne. A ses yeux, vous êtes juste le moyen qui va lui permettre de parvenir à ses fins dans une optique exclusivement égocentrique.

S'il décide de vous classer dans la catégorie « instruments-amis », il se contentera de vous séduire et de vous flatter pour obtenir de votre part toutes les faveurs qui peuvent être obtenues d'une personne dont l'égo est flatté : propos élogieux, bons et loyaux services, cadeaux, dons, héritages, promotion, ascension sociale…

A contrario, s'il décide de vous classer dans la catégorie « ennemis », il devient prédateur et vous devenez une cible. Son obsession va être de vous rendre la vie la plus désagréable et la plus compliquée possible.

Enfin, s'il vous choisit comme proie, il va d'abord user des mêmes subterfuges que pour ses « amis », à savoir la séduction, suffisamment longtemps pour vous mettre en confiance avant de sortir son arme de destruction, dont je vous reparlerai. Comme j'ai pu l'observer pendant ma vie de couple avec un PN, cette période de mise en confiance peut durer plusieurs années. Ainsi, pendant environ cinq ans, seule la face séduisante de mon conjoint m'a été montrée, hormis quelques petits dérapages que j'ai considérés comme anodins tant les efforts de celui-ci pour reconquérir ma confiance étaient rapides et bien dosés.

Exemple : le superbe bouquet de fleurs offert pour se faire pardonner après une bourde apparemment involontaire, même si, avec le recul, il est évident pour moi que la bourde en question était parfaitement préméditée. Je me souviens notamment de l'une de ces bourdes commise un premier mai, lorsque mon conjoint avait offert un brin de muguet porte-bonheur à toutes les femmes présentes lors d'une réunion familiale, sauf moi. J'avais attendu en vain qu'il vienne m'offrir le mien et, attristée, je lui en avais fait la remarque une fois la famille repartie. Le lendemain, j'ai eu droit à une jolie coupe garnie de plusieurs plantes, dont un muguet. Voilà le genre de petit dérapage que je mettais naïvement sur le compte de l'oubli maladroit, mais ces dérapages sont devenus avec le temps de plus en plus cruels et de plus en plus fréquents…

La psychiatre Geneviève Reichert-Pagnard affirme quant à elle : « C'est parmi ces manipulateurs destructeurs qu'on trouve les plus grands imposteurs, mystificateurs et escrocs ». Ou encore : « Savoir reconnaître un pervers narcissique, c'est repérer ceux qui passent au fil de l'actualité politique, intellectuelle, artistique. »

Je vous invite à chercher par vous-mêmes les noms qui vous viennent à l'esprit lorsque vous lisez, écoutez ou regardez vos médias favoris…

Avant de dresser le portrait-robot du PN et de décrire davantage les tactiques qu'il met en œuvre pour commettre ses actes malveillants, nous allons évoquer les circonstances dans lesquelles peut se construire une personnalité perverse narcissique. L'idéal ne serait-il pas, pour notre société déjà bien atteinte par ce phénomène destructeur, de pouvoir l'enrayer en identifiant ses causes et en agissant de façon préventive dans l'intérêt évident des générations futures ? Excusez-moi cette utopie car la perversion narcissique se met en place, comme nous allons le voir, dans le huis clos de situations familiales pathologiques, ce qui supposerait qu'un radical changement de société se produise pour pouvoir l'enrayer. Nous ne sommes malheureusement pas à la veille d'un tel changement, je pense.

1.4 Les causes de la perversion narcissique

Ne désirant pas me substituer aux psychiatres ni à leurs confrères psychanalystes, mon propos est ici de tenter de répondre à la question que je me suis moi-même posée après avoir été victime à plusieurs reprises des agissements d'individus PN : pourquoi se comportent-ils ainsi ? D'où leur vient cette malveillance pathologique et apparemment gratuite ?

Ma vocation n'est pas de faire connaître tous les détours - bien tortueux s'il en est – de la psyché du PN, ce que de nombreux auteurs très compétents ont déjà fait. Néanmoins, mon objectif est quand même de mettre davantage en lumière la menace réelle et globale qui pèse sur notre société sévèrement contaminée par des individus aux agissements tout aussi sournois que dangereux, et de militer pour que des actions préventives et curatives soient mises en œuvre pour faire barrage à ce fléau. Dans cette optique, s'interroger sur les causes originelles de la perversion narcissique me semble indispensable car, sans connaissance des causes, toute prévention est impossible.

Je n'ai pas trouvé de réponse unanime à cette question dans la littérature spécialisée, chaque auteur ayant tendance à mettre l'accent sur son expérience de clinicien, parfois au détriment d'une vision plus large et plus globale du phénomène. Néanmoins, les différentes circonstances décrites par les experts et qui président à la genèse d'une personnalité atteinte de perversion narcissique nous ramènent toujours à une enfance mal vécue. Il s'agirait à l'origine d'une forme de « maltraitance » de l'enfant qui ne lui permettrait pas de se structurer psychiquement de façon normale. Je mets le terme de maltraitance entre guillemets car le fait, par exemple, d'être un enfant trop gâté, un enfant roi à qui tout est dû, à qui aucune limite n'est fixée, peut être considéré comme une forme de maltraitance génératrice de narcissisme mais aussi de perversité. L'enfant n'a-t-il pas besoin qu'on lui fixe des limites pour construire sainement sa personnalité ? Pour certains parents, c'est une évidence, mais pour d'autres non !

Dans un récent ouvrage, le psychanalyste et écrivain Jean-Charles Bouchoux se penche sur les sources de la perversion et constate en effet que : « certaines formes de *non bien traitance* peuvent résulter d'un esprit d'apparente bienveillance ». Il poursuit : « Si l'enfant est nourri avant d'avoir faim, s'il obtient avant de désirer, il ne formulera jamais de désir et ne connaîtra pas la frustration. Or, nous l'avons vu, c'est dans sa capacité à désirer et à renoncer que l'homme se développe et c'est dans sa rencontre avec les règles et les limites qu'il se structure. »

Outre le cas de l'enfant trop gâté, le PN serait un individu ayant subi au cours de ses jeunes années une forme de maltraitance parfois insidieuse, ou plus évidente.

Parmi les formes insidieuses, apparaît une relation précoce mère-enfant pathologique, lorsque la mère regarde l'enfant comme une partie d'elle-même, s'identifie à lui, lui demande de porter ses symptômes et le rend responsable de son mal-être, ne lui permettant pas de différencier son moi, d'entrer en contact avec sa propre existence. La mère peut également, par ses regards et ses attitudes carencés (manque d'attention, de soins, de tendresse…) ou teintés de paradoxes incompréhensibles (alternance de comportements aimants et haineux sans raison apparente), générer chez son enfant un ressenti d'« objet non aimable ». Pour continuer d'aimer sa mère, l'enfant est alors obligé de lui dénier sa négativité, de nourrir un fantasme constitué d'une image falsifiée de sa mère et, plus tard, il projettera cet aspect négatif non reconnu sur d'autres, identifiés comme de « mauvais objets ». Ce phénomène - appelé « extrajection » par Racamier - consiste à expulser les tensions internes générées par ce déni de la réalité : « L'extrajection consiste à injecter dans un autre, réduit au statut d'ustensile, ce qu'on ne peut ou ne veut pas reconnaître en soi, notamment les deuils, la rage, la haine, la persécution » (Racamier, 1992).

Est également évoquée par Racamier, parmi les origines de la perversion narcissique, une relation incestueuse des parents à l'enfant. Selon lui, les parents ayant un complexe d'Œdipe non résolu avec leurs propres parents, le rejouent avec leur propre enfant en entretenant un climat parent-enfant très proche de l'inceste. Pour mémoire, la théorie de l'Œdipe a été élaborée par Freud comme étant un conflit interne que l'enfant doit dépasser, donc résoudre, afin de poursuivre son développement psychique. Par le complexe d'Œdipe, l'enfant réalise par fantasme son désir interdit - et par conséquent refoulé - d'inceste avec l'un de ses parents. Ce fantasme permet au principe de plaisir d'exister sans préjudice de la réalité. Le désir d'inceste non réalisé peut alors être dépassé. L'enfant dont l'un ou l'autre des parents n'a pas résolu son complexe d'Œdipe risque d'être utilisé comme un « objet interchangeable » avec le conjoint. Il lui sera demandé par le parent au comportement malsain de jouer un rôle qui n'est pas le sien, celui de sa mère, ou celui de son père. Confronté à cette exigence parentale incestueuse, l'enfant ne pourra ni accéder au fantasme de l'Œdipe, ni y renoncer. Il restera lui-même bloqué au stade pré-œdipien et ne pourra jamais s'ouvrir sainement au monde.

Ainsi, d'une structure psychique intermédiaire entre la névrose et la psychose, le PN appartiendrait à une catégorie que certains psys nomment « les personnalités limites ».

La psychothérapeute Isabelle Nazare-Aga a pu observer l'émergence d'un comportement pervers narcissique chez de très jeunes enfants. Pour elle : « Il ne s'agit pas que d'enfants qui n'ont pas été aimés par leur père ou leur mère. Le plus souvent, j'observe plutôt des enfants rois, admirés, respectés et craints… ». A cet âge, il est encore possible de tenter de les changer. Après, il est trop tard selon la thérapeute.

Jean-Charles Bouchoux résume en ces termes : « Le pervers narcissique, n'ayant pas été rassuré dans son enfance, est resté fixé aux premiers temps de sa vie et il tente sans cesse de vérifier sa toute-puissance, quitte à détruire ceux qui l'entourent en essayant de comprendre, voire de récréer, sa réalité. »

Un développement sain aurait permis au PN de savoir renoncer à ses désirs tout en gérant ses frustrations et de faire ainsi l'apprentissage des valeurs morales. Mais, au lieu de cela, le PN ne renonce pas à ses désirs, ne sait pas gérer ses frustrations et n'a aucun sens moral. Il n'a pas atteint une maturité psychique suffisante pour renoncer à son impression d'omnipotence ni pour être capable de distinguer clairement le moi et le non-moi.

Ainsi, le PN manque notablement de structure psychique, à l'image d'un escargot que l'on aurait extirpé de sa coquille. Ne sachant résister aux désirs socialement interdits, il les réalise par des passages à l'acte. Il connaît l'existence des lois et des interdits mais ne se sent pas concerné par ces limites que la société entend imposer à son omnipotence. Il éprouve un malin plaisir à les transgresser dès qu'il le peut, et le plus souvent sans témoin pour éviter les représailles.

Le message est donc clair. Tout se joue au cœur des familles maltraitantes, pendant l'enfance et au stade préœdipien. Certes, les enfants maltraités – parfois seulement trop gâtés - qui développent cette pathologie ont des circonstances atténuantes, mais l'apitoiement n'est pas de mise face aux agissements particulièrement cruels des adultes qu'ils deviendront. Il convient avant tout de les empêcher de nuire. Pour cela, il faut être en mesure de les identifier au plus tôt et de mettre en place la bonne stratégie pour éviter de tomber dans les pièges qu'ils vous tendent.

C'est pourquoi nous verrons plus loin comment il est possible de détecter précocement l'individu PN lorsque notre route croise la sienne. Plus tard, nous verrons quelles stratégies peuvent être mises en œuvre pour lui échapper ou pour obtenir réparation des préjudices subis.

1.5 Synthèse et conclusions

Le PN est donc atteint d'une pathologie qui peut sembler complexe en raison de la diversité de ses manifestations (amoralité, sadisme, narcissisme, manipulation, mensonges, malhonnêteté, escroqueries et autres passages à l'acte…), mais aussi du manque de clarté des attitudes et des propos de l'individu qui en est atteint. Tout cela concourt à embrouiller n'importe quel observateur soucieux de décrypter cet ensemble de comportements aussi incompréhensibles qu'amoraux. L'image de soi déformée du PN fait que l'on peut l'assimiler à une « personnalité narcissique » et sa façon de tromper, de manipuler et de nuire à autrui le fait ressembler à un psychopathe. Mais il n'est ni l'un ni l'autre, plutôt à la charnière des deux.

Je suis étonnée de ne pas trouver de définition psychiatrique de la perversion narcissique, alors même que la psychanalyse – en la personne de Paul-Claude Racamier – a identifié et décrit ce trouble dans ses moindres aspects. Cette pathologie se traduit bel et bien par une personnalité et des agissements tout à fait caractéristiques. Rien n'est décelable au premier abord tant le PN bâtit son existence sur des faux-semblants et des mensonges, mais une fois dépassée l'illusion entretenue par cette mascarade, il est possible d'identifier le personnage amoral qu'elle tente de dissimuler. Cette prise de conscience permet dès lors de prédire les agissements odieux et cruels dont l'individu est capable.

L'absence de ce profil dans le DSM reflète à mes yeux une vraie lacune. Elle explique l'imbroglio linguistique qui perdure dans les différents ouvrages, articles de presse et autres blogs consacrés à la perversion narcissique et que j'évoquais en introduisant ce chapitre. Comment nommer ce trouble mental, pourtant bien réel, dès lors que les ouvrages psychiatriques de référence ne le mentionnent pas ?

Selon la fourchette basse de l'estimation du psychiatre Dominique Barbier, les individus atteints de perversion narcissique pourraient représenter 10 % de la population. Au 1er janvier 2018, la France comptait environ 67 millions d'habitants ce qui veut dire que, selon ces statistiques, la population française compterait près de 6 700 000 pervers narcissiques, ce qui est tout sauf négligeable ! A titre de comparaison, on est très loin de la notion de « maladie rare » qui, selon la définition de l'Union européenne, est une maladie affectant moins d'une personne sur 2 000. Ainsi en France, on dit qu'une maladie est rare si elle affecte moins de 30 000 personnes.

Alors que manque-t-il aux psychiatres pour décrire cette pathologie dans leurs manuels ?

CHAPITRE 2

Portrait-robot du pervers narcissique

Les individus atteints de perversion narcissique ne sont pas reconnaissables au premier abord et c'est ce qui fait leur réelle dangerosité. Certes, chacun d'entre eux réunit les caractéristiques décrites précédemment, à savoir la perversité, le narcissisme et l'art de la manipulation, mais il faut déjà être assez fin psychologue et très perspicace pour savoir repérer ces traits-là chez une personne que l'on ne connaît pas intimement ou pas depuis suffisamment longtemps. De très nombreuses victimes s'accordent à dire qu'il leur a fallu plusieurs années d'intimité partagée avec un PN pour commencer à soupçonner que quelque chose clochait. Je vais donc essayer de décrire ici tout ce qui, à mon sens, constitue le dénominateur commun à tous ces individus pour permettre à des non spécialistes de les démasquer, probablement pas au tout début de la relation, mais après quelque temps d'observation.

Il est primordial de comprendre que ces individus parviennent à tromper des experts aguerris en psychologie sur ce qu'ils sont vraiment. Alors, pour pouvoir les démasquer, il faut savoir creuser au-delà des apparences et déjouer tous les pièges qu'ils vous tendent. Il faut se mettre discrètement en miroir face à eux, c'est-à-dire essayer temporairement de leur ressembler en prenant des airs faussement angéliques, jouer ce rôle de composition jusqu'à bien les mettre en confiance et tester avec prudence ce dont ils sont capables. Le PN qui se sent observé est capable de mentir avec brio et de se faire passer pour un ange. Il n'est donc pas possible de détecter quoi que ce soit par une démarche parfaitement transparente et honnête. La seule façon de savoir vraiment à qui vous avez affaire est de faire jeu égal avec lui.

Le portrait-robot que je vais établir à présent correspond à ce que l'individu PN est réellement et profondément, au-delà de ce qu'il essaie de faire croire. N'escomptez jamais qu'il vous donne de lui-même le moindre indice pour vous permettre de comprendre qu'il est ce personnage-là, c'est peine perdue. Le PN est emmuré dans une tour de Babel psychologique dont il ne sort strictement jamais.

Rien ne permet de repérer l'individu PN au plan physique ; il ressemble à Monsieur ou Madame Toulemonde. L'individu PN est présent partout dans la société, dans toutes les catégories socioprofessionnelles. Il peut exercer n'importe quel métier. Il a très souvent une position sociale importante, obtenue aux dépens des personnes qu'il a manipulées et qui lui ont servi de faire-valoir. Ses loisirs, activités extraprofessionnelles et autres centres d'intérêt sont ceux de tout un chacun.

Bien entendu, ses origines et sa position sociales donneront au PN un potentiel de nuisance et un « rayonnement maléfique » plus ou moins importants. Plus il est haut placé dans la société, plus il parvient à faire illusion par des apparences, discours ou agissements ostentatoires et trompeurs, et plus il est en capacité d'atteindre des objectifs ambitieux en nuisant à un grand nombre de gens sans être repéré ni entravé dans sa progression. Les PN haut-placés sont des prédateurs de haut vol, quasi intouchables, là où les PN de statut social plus modeste sont de redoutables parasites, aux agissements plus discrets et de moindre envergure, même si les préjudices causés à leurs victimes ont *in fine* la même gravité.

Le portrait-robot que je dresse ici est celui d'un individu adulte, mais il faut bien garder à l'esprit que la perversion narcissique s'installe chez l'enfant dès l'âge d'environ sept ans. A l'âge adulte, elle atteint son régime de croisière. C'est ce que nous allons examiner de plus près.

2.1 Homme ou femme

La perversion narcissique concerne aussi bien les hommes que les femmes, mais elle se manifeste différemment dans les deux cas. Avant de vous en parler, j'aimerais préciser que l'homme ou la femme pervers(e) narcissique a été un(e) enfant puis un(e) adolescent(e) pervers(e) narcissique, repérable par ses manipulations, son intolérance à la frustration, sa manière de considérer que tout lui est dû et d'utiliser les moyens les plus malhonnêtes ou les plus tordus pour satisfaire ses envies. L'enfant ou l'adolescent pervers narcissique peut se rendre coupable de harcèlement à l'égard de tel ou tel de ses camarades de classe. Le phénomène inquiétant de harcèlement scolaire (un élève sur 10 harcelé en France à l'heure actuelle) trouve probablement sa source dans la présence d'enfants et d'adolescents pervers narcissiques dans les classes.

Revenons-en aux portraits-types de l'adulte PN. Le psychanalyste Paul-Claude Racamier en distingue deux, celui de « l'avantageux », le plus souvent observé chez les hommes, et celui de « la phalloïde », plus fréquent chez les femmes.

L'avantageux est un individu chargé de suffisance et d'un narcissisme glorieux. Il se montre et s'exhibe, veut en permanence être au premier rang et au premier plan. Il cherche à gagner des points au détriment d'autrui. Derrière ce portrait se cache le plus souvent un homme, mais il arrive que des femmes manifestent cette forme de perversion narcissique.

La forme dite « phalloïde » est plus âpre, plus agressive, plus vénéneuse et chargée d'acrimonie. Proche de la paranoïa et de la psychose, elle s'observe le plus souvent chez les femmes. La personnalité phalloïde agit en cachette, en coulisse, jamais au grand jour. Elle passe son temps à manipuler des agents-instruments qui agissent à sa place, en sous-main. Elle assouvit ses haines et laisse ses proches payer la note. Ainsi, une mère narcissique « phalloïde » est-elle, selon Racamier, une femme castratrice, profondément haineuse, sans cesse au bord de la dépression, avide de torturer ses proies jusqu'à la mort, et capable d'utiliser ses propres enfants comme otages, instruments de vengeance et projectiles téléguidés.

L'homme PN est profondément misogyne. Il méprise et déteste les femmes, tout autant qu'il les craint. Il veut les frustrer et les faire souffrir.

La femme PN ressent symétriquement un grand mépris et de la haine pour les hommes, qu'elle cherche à exploiter. Les hommes sont niés dans leur virilité, voire castrés à coups d'humiliations et de dévalorisations incessantes. La femme PN a besoin de contrôler des hommes qu'elle méprise parce qu'ils se laissent dominer.

Comme l'a décrit Paul-Claude Racamier, les femmes PN peuvent aller plus loin et être plus dangereuses que les hommes PN. Si le conjoint d'une femme PN ne se rend pas compte à temps de l'emprise qu'elle exerce sur lui, il aura plus de mal à en sortir que dans le cas de figure inverse.

Au-delà des portraits-types que nous venons d'évoquer, il est important de souligner que les personnalités des individus PN, incluant leur tempérament et leur caractère, peuvent être extrêmement variables comme pour le reste de la population, et que les apprentissages que ces individus ont pu faire ainsi que les événements qui ont marqué leur vie vont influer fortement sur leurs comportements. Cette diversité ne contredit en rien les tendances de fond qui constituent le socle de la personnalité perverse narcissique.

2.2 Doublement malin

Le PN est doublement « malin » selon les deux définitions pour le moins contrastées du dictionnaire.

L'un des sens du mot malin est « intelligent, astucieux, débrouillard, habile, rusé... ». J'accorde au PN ces différentes qualités. En effet, au risque de choquer les personnes qui amalgament le fait d'être intelligent et celui d'avoir du cœur et une bonne moralité, je reconnais au PN un bon voire parfois très bon niveau d'intelligence. Il observe et comprend beaucoup de choses dans les domaines qui l'intéressent. Il scrute sans en avoir l'air les personnes qui l'entourent (conjoint, famille, amis, collègues, voisins...). Il cerne très bien leurs forces et leurs faiblesses et détecte leurs moindres émotions. Ces talents très aiguisés d'observateur et de psychologue lui permettent de classer très vite ses relations en « instruments-amis » ou « instruments-ennemis », ce qui détermine la façon dont il va œuvrer pour les manipuler. Si vous ne présentez aucun intérêt exploitable à ses yeux et s'il pense que vous n'êtes pas un danger pour lui, dormez tranquille, c'est comme si vous étiez transparent ; il vous fiche une paix royale et c'est tant mieux pour vous !

Tout cela est finalement assez « intelligent » puisque cela lui permet de parvenir à ses fins malveillantes et, la plupart du temps, d'échapper à la fois aux regards critiques de son entourage – qui ne détecte rien de son petit manège - et aux sanctions judiciaires.

Au dictionnaire, l'autre sens du mot malin est « qui se plaît à faire du mal, mauvais, méchant, nocif, pernicieux ». Probablement n'est-il pas nécessaire de démontrer de nouveau l'autre versant du côté « malin » de l'individu PN. J'aimerais toutefois préciser que cet aspect de son intelligence fait de lui un calculateur et un opportuniste. L'essentiel pour lui est d'atteindre les objectifs qu'il se fixe au gré de ses obsessions et de ses lubies malsaines. Certes, on pourrait le croire fin stratège car il a souvent plusieurs coups d'avance sur l'adversaire et qu'il remporte très souvent la partie, mais n'est-il pas extrêmement facile de gagner la partie contre son adversaire lorsqu'on triche, alors que lui non ? Ce qui fait la force du PN n'est pas tant la réflexion ou la stratégie que le calcul sournois et la malhonnêteté. Il avance masqué, se fiche du respect des règles et de la loyauté, et c'est de cette façon qu'il marque des points.

Dès lors que l'intention omniprésente du PN est de nuire à son souffre-douleur tout en veillant à ce que cela ne transparaisse pas aux yeux de son réseau familial, amical et social, ses paroles et ses actes s'inscrivent dans un champ de possibles assez contraint. Ses actes sournois sont posés au gré des marges de manœuvre dont il dispose dans l'instant. Pour ne pas se trahir aux yeux de son entourage, il saisit les opportunités de nuire au moment précis où elles se présentent, dans une logique de « pas vu, pas pris ! ». Son mode de pensée habituel est donc, de fait, restreint par ce mode de fonctionnement extrêmement opportuniste.

En guise de synthèse, le PN est selon moi doublement malin dans la mesure où son intelligence est élevée mais empreinte de malignité. Pour apaiser les personnes qui considèrent que l'intelligence véritable est celle du cœur et qu'elle est teintée de moralité, je dirai que, de toute évidence, le PN est totalement dépourvu de cette intelligence-là, bien qu'il soit capable de la feindre avec brio et qu'il parvienne magistralement à tromper son monde de cette façon. Le PN est dans la négation de l'autre en tant que personne ; la personne humaine n'est qu'un objet à ses yeux. Son intelligence est au service d'une seule et unique cause, la sienne. Et il est considérablement plus facile d'avoir cette intelligence égocentrée et maligne que celle du cœur. Posséder cette dernière implique la capacité d'intégrer infiniment plus de paramètres à ses réflexions, pensées, paroles et comportements que lorsque les considérations ne portent que sur soi-même dans une démarche exclusivement envieuse, malhonnête et haineuse à l'égard d'autrui. Rappelons que le PN est mentalement comme un petit enfant égoïste, méchant, capricieux et mal élevé. A part lui et la satisfaction immédiate de ses désirs, il se fiche de tout !

2.3 Dr Jekyll et Mr Hyde

L'histoire intitulée « *L'étrange cas du Dr Jekyll et de Mr Hyde* » a été écrite par le romancier écossais Robert Louis Stevenson en 1886. L'auteur a affirmé qu'un de ses cauchemars l'avait inspiré pour l'écriture de ce récit appartenant au genre fantastique. Je me demande, pour ma part, s'il ne s'agit pas d'un récit d'inspiration autobiographique, inavouable ou inconsciente, tant les deux personnages clés de cette histoire ont de similitudes avec les deux facettes de l'individu pervers narcissique. Il n'est pas impossible en effet que le romancier se soit inspiré de sa situation personnelle ou familiale et qu'il ait voulu se libérer par l'écriture de ce dérangeant karma. Faute de preuve, je me garderai bien de l'affirmer.

L'histoire se déroule à Londres au dix-neuvième siècle. On y découvre le Docteur Jekyll, un personnage aimé et apprécié de tous, mais dont le caractère change au fil du récit pour devenir de plus en plus renfermé et solitaire. Autre fait troublant, le meurtre d'une personne politiquement influente est commis et l'on retrouve la canne de Jekyll sur les lieux de l'agression.

La vie du Dr Jekyll est liée à celle d'un de ses proches amis, Mr Hyde, homme non seulement à l'apparence repoussante et effrayante, mais également lié à l'agression d'une jeune fille. Le Dr Jekyll a d'ailleurs rédigé un étrange testament dans lequel il déclare léguer à sa mort l'ensemble de sa fortune à son ami Mr Hyde.

Une lettre du Dr Jekyll est un jour retrouvée dans laquelle il fait de troublantes révélations : en avalant un breuvage, il a réussi à séparer son âme en deux parties, l'une est bonne, l'autre mauvaise. Mais le mauvais côté, celui du méchant Mr Hyde, a pris peu à peu le dessus sur le gentil Jekyll à tel point qu'il ne peut revenir en arrière. Ainsi, le médecin déclare préférer la mort plutôt que d'être l'incarnation du mal...

Vous aurez compris le parallélisme qui peut être fait entre ce récit fantastique et le comportement pour le moins déroutant de l'individu PN, porteur d'un masque de bon Dr Jekyll derrière lequel se cache un Mr Hyde repoussant et dangereux.

Les psys parlent du « clivage » dont est porteur le PN. Si tout être humain est porteur d'un clivage entre son conscient et son inconscient, le PN en possède un autre puisque sa personnalité est scindée en deux parties, celle affichée du bon Jekyll et celle dissimulée du mauvais Hyde.

2.4 Un masque pour mieux tromper

Dans la vie de tous les jours, le PN porte un masque pour protéger son vrai visage, celui d'un être profondément malveillant et totalement indifférent aux souffrances des autres. Il joue un rôle social, se donne une apparence honorable et souvent très sympathique. On pourrait alors parler de Dr Jekyll. Dans l'intimité avec la proie qu'il s'est choisie, c'est un être monstrueux, une sorte de Mr Hyde qui va progressivement chercher à détruire celle-ci à petit feu en épuisant toute son énergie, sa joie de vivre, en faisant sournoisement entrave à ses projets, etc.

Petit à petit, inostensiblement, Mr Hyde se fait persécuteur. Il distille son poison par petites touches assassines qui finiront par envahir le quotidien : paroles méprisantes, reproches, critiques acerbes, réflexions humiliantes, dénigrement, rejet, indifférence, intimidation, menaces…

Ce contraste entre l'image sociale honorable du PN et son visage dans l'intimité avec sa proie, ainsi que l'alternance entre une attitude charmante (Dr Jekyll) et une autre profondément déplaisante (Mr Hyde), ont l'art de susciter l'incompréhension de son souffre-douleur, de le déboussoler et, finalement, de lui faire perdre pied.

La victime est comme une mouche prise dans une toile d'araignée : plus elle se débat, plus elle s'englue. Conditionnée par le comportement toxique de son prédateur, elle va progressivement tomber sous son emprise. Elle n'arrive pas ou plus à mettre des limites, à se faire respecter, à dire non. Elle peut même en arriver à penser que le problème vient d'elle et s'épuiser en essayant de faire mieux. Elle peut aussi espérer qu'il ne s'agisse que d'une mauvaise passe, que les choses s'arrangent avec le temps. Bien sûr, ce n'est pas le cas. Non seulement les choses ne vont pas s'arranger, mais elles vont au contraire s'aggraver puisque le PN recherche l'anéantissement de sa proie.

En résumé, le PN a souvent un côté très séducteur en public – son masque - qui s'oppose diamétralement au côté destructeur qu'il met en œuvre dans l'intimité avec sa proie (sans témoin et sans preuve). Le PN use et abuse de mots et de comportements blessants pour miner les fondements psychiques de sa proie et la détruire à petit feu.

2.5 Un champion de l'amabilité et de la séduction

Pour parvenir à leurs fins, les PN utilisent toujours les mêmes modes d'action, qui font partie de la panoplie du « parfait manipulateur ». Avec leur entourage professionnel et amical, ce sont des champions de l'amabilité tant ils s'efforcent de donner une bonne image d'eux-mêmes et de jouir d'une bonne réputation. Comme cette amabilité est feinte, elle est souvent sur-jouée jusqu'à devenir mielleuse. Sans qu'il s'agisse d'une règle infaillible, ce côté exagérément aimable et mielleux est même un indice de la perversion narcissique, surtout chez les femmes. Celles-ci sont aussi les championnes de la fausse empathie, apparemment toujours prêtes à voler au secours de la veuve et de l'orphelin, surtout lorsqu'il y a quelque chose à gagner au passage, comme par exemple de l'argent...

Lorsqu'il projette de former un couple avec sa proie, les premiers temps de la relation semblent généralement idylliques tant le PN maîtrise l'art de la séduction. A première vue, les manœuvres d'approche du PN faites de propos flatteurs, d'attentions délicates, de goûts, opinions et projets prétendument partagés (mariage, enfants, voyages, achat immobilier...) ne semblent pas différentes de ce qu'il se passe lorsqu'un rapport de séduction s'installe entre deux personnes. Le problème réside dans la parfaite hypocrisie du PN qui, dénué de tout affect, calcule tout ce qu'il dit ou fait en fonction de l'objectif qu'il s'est fixé : celui de faire tomber sa proie dans le panneau.

Comme nous avons tous et toutes un égo à nourrir, ça marche. Nous sommes tous susceptibles de succomber à ce charme trompeur.

Le mimétisme est probablement l'aspect le plus redoutable de cette manipulation. La tactique du PN est de se mettre en miroir face à vous : il pense comme vous, dit ce que vous souhaitez entendre, est toujours de votre avis, partage vos valeurs, aime en tous points les mêmes choses que vous. Vous êtes, pensez-vous, en face du partenaire idéal que vous recherchez depuis toujours. Comment y résister ? Pourtant, il n'en est rien, tout est faux !

2.6 Un profiteur doublé d'un escroc

Toutes les richesses de l'autre, matérielles ou morales, sont potentiellement intéressantes pour le PN qui va chercher à en tirer le plus grand profit personnel au détriment de son possesseur. Face à une aisance financière et matérielle, le PN se comporte comme un véritable escroc. Il ferre sa proie sous couvert de sentiments qui - faut-il le rappeler - n'existent jamais, et c'est pour mieux la spolier après avoir acquis sa confiance par des mensonges de tous ordres.

Lorsque la victime est convaincue d'être estimée du PN, elle est prête à avaler toutes sortes d'arguments déployés par celui-ci pour lui extirper des faveurs et des largesses, sans jamais entrevoir le risque d'une quelconque escroquerie. La victime étant souvent une personne sincère et honnête, il lui est très difficile de ne pas tomber dans le piège de quelqu'un qui est tout à fait l'inverse et qui utilise, justement, l'hypocrisie et la malhonnêteté pour la gruger.

En tant qu'avocat spécialiste en droit des personnes, de la famille et du patrimoine, Maître Laurent Hincker, auteur d'un ouvrage intitulé « *Le harcèlement moral dans la vie privée* », connaît bien le processus par lequel le PN est capable d'escroquer sa propre sphère familiale en détournant les biens et les rentrées d'argent du foyer à son profit. Le PN, précise-t-il, peut être un vrai monstre dans le milieu familial mais dépenser énormément d'argent pour son propre paraître. Ainsi, vue de l'extérieur, l'apparence est sauve.

2.7 La cupidité et la haine pour moteur

Même si certains psychiatres pensent que le PN est mu par une quête de jouissance, je pense pour ma part qu'il est mu par le besoin de déposséder l'autre de ce qu'il lui envie (cupidité) et, in fine, de le détruire (haine). La jouissance qui résulte de ses actes est, selon moi, une récompense éphémère qui n'étanche jamais sa soif de nuire.

L'enflure narcissique du PN et sa jouissance atteignent des sommets lorsqu'il remporte une victoire sur des événements adverses qui avaient jusque-là entravé sa progression vers la réussite financière et sociale tant convoitée. Mais très vite, son fantasme de toute puissance faiblit. Le PN se comporte alors de nouveau comme un enfant gâté et capricieux ne supportant pas de voir un autre enfant détenir un plus beau jouet que lui. Il va même devenir un garnement très méchant qui, non content de voler le beau jouet à cet autre enfant, va chercher à le faire vraiment souffrir.

Revenons au monde des adultes. Quand le PN a repéré chez l'autre quelque chose qui lui fait envie - de « bonnes origines » (ex : une famille riche et célèbre), un patrimoine, de bons revenus, la notoriété, la joie de vivre, des compétences, un talent, etc. -, cela active non seulement son désir de le déposséder, mais aussi celui de l'anéantir car, confrontée à la réalité des faits, sa conviction absolue d'être « le meilleur, le plus merveilleux, le plus puissant… » se trouve grandement menacée. Les contradictions internes qu'il héberge depuis l'enfance ne demandent qu'à voler en éclat au risque de le faire sombrer dans la psychose ou dans la dépression. Sa faille narcissique se trouve puissamment activée au vu d'avantages, qualités ou compétences qu'il n'a pas, alors même qu'il passe son temps à se survaloriser, à surestimer ses capacités et à exagérer ses réalisations pour satisfaire son insatiable besoin d'être admiré. Les qualités et autres avantages que vous possédez sont la preuve flagrante qu'il n'est pas l'être si exceptionnel qu'il prétend être, et cela lui est intolérable. Il en découle un puissant désir de vous détruire.

Ainsi, toute victoire du PN sur les événements laisse des victimes voire des cadavres sur le bord de sa route.

Lorsque vous partagez votre quotidien avec un PN, après les premiers temps consacrés à vous séduire pour pouvoir vous piéger, toutes les occasions sont bonnes pour vous compliquer la vie et faire preuve de malveillance gratuite. Si vous vous réjouissez à l'avance de quelque chose, le PN qui est toujours à l'affût de la moindre de vos émotions le sait. Il va faire en sorte de gâcher la fête, de vous empêcher d'accéder à ce qui vous aurait procuré un grand plaisir. Finalement, vous n'aurez qu'une seule envie : crier votre amère déception (colère) ou pleurer (tristesse). La vie aux côtés d'un PN est un vrai gâchis, un enchaînement de désillusions, de déceptions, de consternations voire de véritables deuils qui, à la longue, vous conduisent inéluctablement au désespoir. Vous finissez par être anéanti psychiquement et c'est ce que le PN désire.

Les PN vous rendent la vie tellement pénible que vous perdez petit à petit votre énergie et votre joie de vivre.

Quand Mr Hyde se rend compte que sa victime prend conscience du piège dans lequel elle est tombée, qu'elle commence à se révolter voire menace de le quitter, il redevient plus agréable par calcul. Dr Jeckyll reprend les commandes, redevient séducteur jusqu'à la prochaine phase de malveillance qui ne tardera pas à se manifester. Ce comportement instable contribue grandement à embrouiller la victime qui ne sait plus du tout sur quel pied danser. C'est ce qui explique que la victime du PN met en général du temps à réaliser la complexité et la gravité du piège dans laquelle elle se trouve. Lorsqu'elle commence à s'en rendre compte, le mal est déjà très avancé et elle n'a plus forcément l'énergie ni la force morale nécessaires pour s'en sortir. Elle aura besoin d'une aide extérieure.

Que votre relation avec l'individu PN soit familiale, professionnelle ou conjugale, le résultat est le même. Au fil des années, à force de subir toutes sortes d'actes malveillants, vous devenez l'ombre de vous-même, parfois jusqu'au point de ressembler à une sorte d'épave humaine ou de zombie. J'ai pu observer que l'intensité et la gravité des effets psychiques résultant de la relation avec le PN sont proportionnelles à la durée de cette relation. Une chose est certaine, plus vous resterez longtemps à subir cette relation toxique, plus vous serez anéanti et plus vous mettrez longtemps à vous en remettre.

2.8 L'identification projective

Le conflit interne né des agissements de l'odieux Mr Hyde que Dr Jekyll s'efforce de dissimuler doit être expulsé quelque part. Le PN a besoin de rejeter sur un tiers les fautes qu'il commet. « Ce n'est pas moi, c'est l'autre ! », proclame-t-il. Bien entendu, le bouc émissaire tout désigné est sa proie. Outre le fait d'être le principal objet de haine du PN, celle-ci est l'exutoire de toutes les contradictions internes qu'il héberge et qu'il est incapable de gérer seul. Le PN projette sur elle son amoralité et l'ensemble de ses travers par un mécanisme que les experts nomment « *identification projective* ». Pour le PN, c'est la victime qui est envieuse, cupide, vénale, malhonnête, menteuse, etc. Elle doit endosser la responsabilité et la culpabilité de tout ce qui est malsain chez lui. Elle est criblée de critiques, de reproches et de châtiments, et, si elle souffre, c'est mérité pense-t-il. Elle l'a bien cherché !

Plus généralement, le déni total de ses responsabilités entraîne le PN dans le dénigrement d'autrui, la calomnie et le mensonge, qui lui permettent de sauvegarder cette image falsifiée qu'il a de lui-même. Si quelque chose lui est reproché, quelqu'un doit porter le chapeau à sa place. Il porte des accusations infondées, calomnieuses et mensongères pour se disculper, même lorsqu'un faisceau de preuves irréfutables le désigne comme responsable.

Lorsqu'il se trouve confronté à la police ou à la justice dans le cadre d'un interrogatoire ou d'un procès relatif à ses agissements, le PN nie invariablement ses responsabilités et se met souvent dans une posture de victime, jouant très bien la comédie pour faire croire à son innocence. Même lorsqu'il a commis des actes répréhensibles (harcèlement, violence, escroquerie, imposture…), il le nie avec aplomb et retourne les situations pour que ce soit lui que l'on prenne en pitié. Ajoutée à son grand talent de comédien, son absence totale de scrupules et d'émotions fait qu'il parvient malheureusement bien trop souvent à convaincre la police ou la justice de son innocence. A l'issue d'un procès, tout le monde reste sur sa faim, la lumière ne sera jamais faite sur ce qui s'est réellement passé, la partie plaignante se trouve déboutée, les préjudices ne seront jamais réparés. Le PN sort blanchi, prêt à recommencer à la première occasion.

2.9 La paranoïa

Mes expériences personnelles m'ont permis de déceler chez tous les individus PN que j'ai pu côtoyer une méfiance et une suspicion excessives vis-à-vis des agissements d'autrui qui, à la faveur d'un événement ou d'un contexte vécu comme insécurisant, peuvent dériver vers une flagrante paranoïa.

Le PN est hyper-vigilant vis-à-vis de ce qui se passe autour de lui, près à réagir au quart de tour lorsqu'il se sent, à tort ou à raison, menacé. Voulant rester maître de toutes les situations et les faire évoluer à sa guise, ses griffes sont acérées en permanence de façon à pouvoir à tout moment lacérer l'adversaire, réel ou totalement imaginaire.

Etant lui-même dangereux pour les autres, le PN ressent comme une évidence que les autres sont potentiellement dangereux pour lui. Il craint d'être victime de méfaits et de complots qu'il essaie d'anticiper et de désamorcer. Sur le qui-vive, il traque le moindre indice de ce qu'il perçoit comme de mauvaises intentions à son égard. Se croyant réellement menacé même lorsqu'il n'en est rien, il peut entrer dans des délires paranoïaques où il décrit des scénarios de persécution à son encontre, inventés de toute pièce.

Cette hyper-vigilance sur fond d'anxiété amène le PN à se comporter en véritable détective vis-à-vis des personnes qu'il perçoit comme menaçantes. Toutes les méthodes propres à cette profession peuvent être utilisées à l'insu de la personne suspectée. Il peut l'épier dans ses moindres faits et gestes, se cachant si nécessaire pour qu'elle ne se doute de rien. Il peut la prendre en filature. Il peut fouiller son logement, ses placards, ses tiroirs, ses poubelles ou ses poches, inspecter le contenu de son téléphone portable ou de son ordinateur à l'affût de tout message, fichier ou mail compromettant. Il peut relever des indices de preuves en dérobant des objets, des documents, en prenant des photos, en enregistrant des conversations... Sa loyauté étant inexistante, tous les coups lui sont permis.

2.10 Des mensonges omniprésents

Dans les propos du PN, les mensonges sont omniprésents. On peut même parler de mythomanie. Le PN n'a que faire de la vérité. Il n'en conçoit même pas l'existence. D'où l'impression qu'il peut donner de « changer d'avis comme de chemise ». En effet, il n'a pas vraiment d'avis. Il se contente d'affirmer des choses en fonction des circonstances, de son interlocuteur et de son objectif du moment. Si vous croyez en Dieu et qu'il veut vous plaire, il dira qu'il croit en Dieu. Quelques jours après, s'il veut vous contrarier ou vous déstabiliser, il dira l'inverse. En réalité, il ne s'est jamais posé la question de l'existence de

Dieu. Son mode de pensée et de réflexion n'est pas suffisamment élaboré pour se poser authentiquement ce genre de question. Tout au plus feint-il d'y avoir réfléchi, mais en réalité il n'en est rien. Aujourd'hui il dit « blanc », demain il dira « noir ». Ne cherchez pas à connaître sa véritable opinion ni à comprendre sa logique, il n'y a rien à savoir ni à comprendre.

2.11 Le besoin d'une proie à maltraiter

On l'a vu, le PN développe des mécanismes d'auto-défense qui le rendent tributaire d'un souffre-douleur. Incapable de s'auto-suffire, le PN se comporte comme un parasite vis-à-vis de la proie qu'il se choisit. Faisant corps avec elle, telle une tique fixée sur la peau de son hôte, il l'amalgame dans son fonctionnement en se nourrissant de sa substance, mais aussi en se vidant de sa négativité et de son chaos dans cet hôte.

Ce mécanisme empêche le PN de sombrer dans la psychose ou dans la dépression. Le fait de maltraiter sa proie lui permet de faire bonne figure et de pavaner vis-à-vis de l'extérieur comme si de rien n'était.

L'art de ferrer et d'engluer sa proie

Avant les débuts d'une vie de couple (mariage, pacs ou autre), le PN cherche à identifier le point sensible de sa future proie, à déceler chez elle un désir inassouvi qu'il va utiliser afin de la faire tomber dans ses filets. Ce peut être un désir d'enfant ou de mariage, l'achat d'une belle maison, la création de sa propre entreprise ou de son commerce, partir vivre à l'étranger… Il va la questionner sournoisement pour identifier ce désir et lui faire croire que c'est justement son désir à lui aussi. L'aisance avec laquelle le PN ment fait qu'il n'a aucun mal à convaincre sa proie qui, ravie à l'idée d'avoir rencontré son âme sœur, va se retrouver engluée par ce biais-là. Par exemple, l'homme PN va faire un enfant, très vite, à une femme qui le désire plus que tout. Une fois l'enfant mis au monde, la mère va vivre un enfer dont elle ne pourra pas se dépêtrer, sauf au préjudice de l'enfant. S'il s'agit d'investir dans une maison, le PN va faire en sorte que l'acquisition se produise très vite également, dans les tous premiers mois de la relation. Et bien entendu, il s'arrange pour que la propriété de ce bien lui soit acquise au moins pour moitié de façon à pouvoir s'opposer à la revente le jour où sa victime, ne supportant plus cette relation toxique, voudra recouvrer sa liberté.

Tous les scénarios de piégeage du PN, sous couvert de sentiments amoureux parfaitement simulés et de désirs prétendument partagés, ont comme point commun un déroulement d'une rapidité anormale. Le PN prêche habilement pour précipiter les choses. Son discours est fait pour endormir la vigilance de sa victime : « pourquoi attendre puisque le désir est à ce point partagé ? », « à trop attendre, on risque de laisser passer la bonne occasion », « les taux d'intérêt risquent d'augmenter… », « il faut le faire pendant qu'on est jeune »… La victime, énamourée et nageant dans un bonheur illusoire, va succomber par imprudence pour le regretter amèrement quelque temps plus tard.

La bascule perverse programmée

Le bonheur de la victime n'aura qu'un temps, plus ou moins long selon le scénario orchestré par le PN. Aussi longtemps qu'il trouve intérêt à nourrir les espoirs de sa victime, le PN fait bonne figure, continuant de simuler un attachement et des sentiments qu'il n'a pas. Grâce à cette relation débutante, la victime a pu concrétiser un désir cher à ses yeux, elle croit vivre un amour partagé. Elle est aux anges.

Attendant le moment propice pour exécuter ses noirs désirs, le PN cherche à prendre le contrôle sur ce partenaire qu'il a habilement pris au piège (enfant, mariage, achat immobilier, démarrage d'une affaire...). Juridiquement, un lien s'est constitué entre les deux protagonistes et le PN a fait en sorte que ce lien soit difficile à rompre.

Le comportement du PN va commencer à changer dès lors qu'il aura l'impression d'avoir la situation bien en main, sa victime étant tout à la fois séduite, comblée et juridiquement piégée. De façon progressive, le méchant Mr Hyde fait son apparition dans le couple. C'est ce que certains qualifient de « bascule perverse ». L'événement qui scelle la dépendance, par exemple l'arrivée de l'enfant tant désiré par la victime, sera souvent l'élément déclencheur. Le personnage si séduisant des premiers temps de la relation cède le pas et se révèle dans toute sa dangereuse méchanceté.

Lavage de cerveau, emprise et assujettissement

Comme certains auteurs l'ont écrit, le PN est un « manipula-tueur » qui excelle dans l'art de manipuler les autres, sa proie en faisant tout particulièrement les frais puisqu'il va s'acharner sur elle de façon particulièrement destructrice. Par le biais d'un arsenal de techniques très maîtrisées, le PN procède au fil des années au lavage de cerveau de celle-ci. Pour la piéger, il l'a d'abord séduite en flattant son égo. La proie ne se méfie de rien. Petit à petit un étau va se refermer sur elle. Elle va se trouver engluée dans cette relation, que le PN va rendre de plus en plus toxique, tout en alternant subtilement les attitudes séductrices et les comportements destructeurs.

Le PN craint plus que tout que sa proie ne décide de partir de son propre chef car, ne l'oublions pas, il a besoin d'elle tout comme un parasite a besoin de son hôte pour subsister. Il veut à tout prix rester maître du jeu. Lorsque l'idée lui vient que sa proie pourrait décider de le quitter et qu'il ne l'a pas décidé lui-même, et a fortiori lorsque celle-ci donne des signes avant-coureurs de son désir de séparation, le PN vit intérieurement une très forte tension. Son immaturité cachée mais bien réelle fait qu'il se sent très vulnérable à l'idée de se retrouver privé de sa proie.

Je m'attarde quelques instants à vous préciser que le PN peut toutefois décider de lui-même de quitter sa proie. Il le fait en effet assez facilement étant donné qu'il n'a aucune espèce de sentiment pour elle mais, quand il la quitte, c'est nécessairement après en avoir trouvé une autre, plus avantageuse à ses yeux, et après s'être assuré qu'elle l'accueillera à bras ouverts.

Pour en revenir au lavage de cerveau, l'alternance de comportements séducteurs et destructeurs est en soi très déstabilisant, mais le PN y ajoute d'autres ingrédients très efficaces dont il a le secret. Il maîtrise comme personne l'art de vous faire tourner en bourrique par des paroles floues, contradictoires, à double sens, incohérentes avec la réalité des faits que vous pouvez observer. Si vous ne comprenez pas ses propos, vous pouvez être tenté de le faire répéter ou de lui demander de clarifier sa pensée. Vous pouvez aussi essayer de le confronter à ses contradictions. Exemple : « tu m'avais dit l'autre jour que… et aujourd'hui tu me dis exactement l'inverse, que dois-je comprendre ? ». Il ne va évidemment pas vous aider à comprendre. Il refuse de répéter, de lever les contradictions, feint de ne pas comprendre votre incompréhension, s'évertue à vous embrouiller encore davantage ou essaie de vous culpabiliser en invoquant votre incapacité à comprendre. Cette pratique peut vous donner l'impression que le PN ne sait pas communiquer clairement mais qu'il ne le fait pas exprès. C'est faux. Il joue ni plus ni moins à vous faire perdre la tête. Lorsque vous êtes englué depuis des années dans une relation avec un PN, il est difficile voire impossible de garder intactes vos facultés mentales et votre discernement. La folie du PN est contagieuse et, lorsque vous passez votre temps à essayer de comprendre des choses incompréhensibles, vous ne parvenez plus à penser ni à réagir sainement. Votre pensée devient très confuse. Vous devenez une sorte de zombie. Par lassitude de chercher des éclaircissements qui ne viennent jamais et d'essuyer au passage des flots de haine gratuite, vous devenez l'ombre de vous-même et vous finissez par tomber sous l'emprise de votre bourreau. Vous lui êtes assujetti.

Clairement, l'emprise psychologique du PN sur sa victime ne peut se mettre en place que dans la durée, sous l'effet de propos et d'agissements récurrents. La communication perverse subie pendant des années et qui consiste à mêler au quotidien des messages flous, à double sens ou ambigus à des reproches injustifiés, de la culpabilisation, de l'humiliation, du chantage ou des menaces, finit par produire un résultat délétère sur le discernement du souffre-douleur.

La victime qui est tombée sous l'emprise d'un PN renonce parfois totalement à se battre contre cette relation toxique. Elle subit son sort avec une forme de passivité désarmante, comme une mouche prise dans une toile d'araignée qui n'aurait plus la force de bouger. Les ressorts de sa vitalité ont été gravement atteints par les attaques répétées du PN. L'observateur extérieur peut ne pas comprendre ce qui est en train de se passer car les agissements maléfiques du PN se jouent principalement lors des têtes à têtes avec sa proie. De l'extérieur, tout peut sembler normal. Mais la réalité est toute autre et la perversité s'exprime tout à son aise dans les situations d'intimité. La victime souffre réellement et se laisse détruire à petit feu par le PN, qui va pouvoir l'instrumentaliser tout à sa guise et lui extirper tout ce qu'il veut s'accaparer ou anéantir.

Outre l'aspect destructeur de l'emprise psychologique, celle-ci induit généralement une culpabilisation de la victime. Il se produit une inversion de culpabilité, à savoir que celui qui provoque les méfaits ne se sent responsable de rien et se pose même en victime, tandis que celui qui les subit se sent responsable et coupable. L'emprise provoque également un sentiment de honte, qui fait que la victime va éviter d'en parler, là où l'attitude inverse pourrait lui être salutaire.

Culpabilisation et violences psychologiques au long cours

La loi définit la violence psychologique comme « des agissements répétés ayant pour conséquence une dégradation des conditions de vie qui se manifeste par une altération des facultés physiques ou mentales ».

Dans l'arsenal du PN figurent de nombreux agissements caractéristiques de la violence psychologique : insultes, menaces, chantage, dévalorisation, contradiction, jugements, critiques, accusations, reproches, fausses plaisanteries, blocages, diversions, oublis, retenues, dénis, discrédits, silences... Le PN harcèle son conjoint de critiques et de remarques blessantes. Tous les sujets peuvent y passer : l'aspect physique, l'expression verbale, les capacités intellectuelles, le travail, les tâches domestiques, l'éducation des enfants, le comportement amoureux et sexuel, etc. Les critiques concernent souvent les sujets sur lesquels le conjoint manque de confiance en lui. A cela s'ajoute un mélange d'attitudes dures, cruelles, une indifférence affichée, un non-respect des règles établies d'un commun accord quant à la vie commune (horaires, partage des tâches, répartition des charges financières)…

Est-il besoin de préciser que le PN est totalement hermétique aux remarques ou demandes que vous pouvez lui faire pour essayer de le ramener à un comportement plus moral, plus agréable ou plus adapté aux circonstances. Si vous n'êtes pas forcément conscient qu'il a décidé de vous en faire baver, lui le sait pertinemment. Essayer de le raisonner est sans effet, il n'en fait qu'à sa tête car il voit l'impact néfaste de sa malveillance sur vous. Il poursuit son œuvre sadique jusqu'à se lasser lui-même. Votre propre lassitude ou exaspération est plus une motivation à poursuivre qu'à s'arrêter.

Au bout du compte, le cumul de ces violences a pour effet de créer chez la victime un climat d'insécurité émotionnelle, voire de terreur, un sentiment d'infériorité et de honte, ainsi qu'un sentiment de confusion et de doute entraînant une incapacité à avoir confiance en ses jugements, ses réactions et ses désirs.

La nécessité d'isoler sa proie et de restreindre ses libertés

Pour mettre en œuvre son processus destructeur, le PN a besoin d'isoler sa proie, de la couper des personnes de son entourage qui pourraient l'éclairer sur ce qui ne va pas dans cette relation toxique, ou lui remonter le moral quand elle ne va pas bien. On l'a vu, le PN maîtrise mal ses pulsions car il ne tolère pas la frustration. Aussi, pour disposer du champ d'action le plus large possible et devoir le moins souvent possible ajourner ses pulsions destructrices, il procède progressivement, méthodiquement et insidieusement à l'isolement de sa victime.

Pour y parvenir, il emploie plusieurs méthodes parmi lesquelles le discrédit, le contrôle des libertés ou encore l'éloignement géographique.

Petit à petit, le PN se met à discréditer l'entourage de sa proie, et en priorité ses parents et amis les plus intimes et les plus fidèles. Parmi ces personnes, les plus secourables,

les plus disponibles et les plus lucides sont les plus dénigrées. Le PN ne prendra pas la peine de dénigrer le frère ou la sœur de sa victime si celui-ci ou celle-ci habite à l'autre bout de planète, est fâché(e) avec la victime ou manque de discernement (personne très jeune ou très âgée, par exemple) ; il sait identifier d'où vient le danger. Par des propos désobligeants ou de simples sous-entendus peu élogieux, il distille l'idée que ces personnes ne sont pas fréquentables, le but étant d'amener sa proie à espacer les rencontres et, ultimement, à y renoncer. Il procède de même en calomniant sa proie vis-à-vis de son entourage, afin de créer et de nourrir l'envie réciproque de ne plus se fréquenter. A la longue, cela produit le résultat escompté.

Le PN utilise également des techniques de contrôle pour restreindre la liberté de sa victime et l'assujettir. On trouve ainsi le contrôle de la liberté de mouvement, des fréquentations, du comportement, des moyens financiers, des goûts, de la pensée, de l'emploi du temps, de l'espace de vie ou encore de la communication.

Pour restreindre les libertés de son conjoint, il utilise la fausse jalousie car, contrairement à ce que certains auteurs prétendent, le PN n'est pas jaloux. Il ne peut pas avoir peur qu'on lui « vole » un être cher étant donné qu'il n'a pas de sentiments. Toutefois, il a besoin de proximité afin de rester maître du jeu. Alors même qu'il peut se montrer très permissif en public, il tyrannise sa proie dans l'intimité par des scènes récurrentes de fausse jalousie dont l'objectif est de restreindre ses libertés de mouvement. Se croyant réellement aux prises avec un conjoint jaloux, la victime finit par restreindre le cercle et le rythme de ses fréquentations, espérant ainsi calmer l'animosité du PN. Bien entendu, cela ne calme rien, le sourire adressé gentiment à la boulangère du coin de la rue pouvant être sévèrement sanctionné par le PN lorsqu'il se retrouve en tête à tête avec son souffre-douleur.

L'éloignement géographique constitue la voie royale pour le PN lorsqu'il ressent la dangerosité potentielle de l'entourage de sa victime. Qu'il s'agisse d'un père, d'une mère, d'un enfant majeur issu d'un précédent mariage, d'un ami fidèle etc., lorsqu'une ou plusieurs personnes de l'entourage de la victime sont perçues comme une menace, la meilleure solution est de déménager et de s'en éloigner le plus possible. Ce choix tactique n'est pas toujours aisé à justifier aux yeux de la victime, qui n'en est pas à l'origine, ne le souhaite souvent pas et n'est pas consciente des vraies motivations de son conjoint. Une fois de plus, la manipulation et le mensonge vont permettre au PN d'atteindre son objectif. Il va invoquer n'importe quelle raison fallacieuse : une nécessité professionnelle, son intolérance au climat, la recherche de meilleures conditions de vie dans une région plus accueillante… Et le tour est joué ! La victime va se sacrifier par amour ou se laisser convaincre qu'elle y trouvera son compte.

Inutile de dire que ces trois tactiques cumulées que sont le discrédit - celui de l'entourage et celui de la victime -, le contrôle des libertés et l'éloignement géographique ont pour effet de créer autour de la victime un désert relationnel relativement infranchissable. Comme tout cela est savamment distillé par le PN, qui n'abat pas toutes ses cartes d'un coup au risque d'éveiller la vigilance de sa victime et de l'entourage, l'isolement se fait progressif, lentement mais sûrement. Arrive le moment où la victime ne peut plus compter sur qui que ce soit pour se confier ou demander de l'aide. Et là, le PN jubile.

Le besoin d'un lien difficile à rompre

Nous venons de le voir, le PN a besoin du lien le plus exclusif possible avec sa victime, mais il veut également pouvoir faire durer ce lien aussi longtemps qu'il y trouve son compte. Il a donc besoin d'un lien difficile à rompre sans son consentement.

Dans la sphère professionnelle, le lien de subordination permet au chef PN de harceler sa victime avec un relatif confort dès lors que celle-ci est confrontée au rapport de force « pot de terre contre pot de fer » et, *in fine*, au risque de perdre son emploi.

Dans la sphère privée, le PN établit avec son conjoint souffre-douleur un lien que celui-ci aura beaucoup de mal à rompre, moralement, matériellement ou juridiquement. Si le conjoint est moralement très attaché aux valeurs de la famille et très soucieux du bonheur de ses enfants, le PN cherchera à jouer sur cette corde sensible pour le contraindre à rester en couple et à souffrir en silence. Si le conjoint est financièrement démuni, le divorce peut lui sembler problématique. C'est pourquoi le PN s'arrange souvent pour que son conjoint arrête de travailler afin qu'il ne soit pas autonome au moment où l'idée de divorcer lui viendra à l'esprit. Enfin, le PN peut aussi chercher à mêler étroitement son patrimoine avec celui de son conjoint par des acquisitions de biens immobiliers ou des créations d'entreprises en commun. Ainsi, il sait créer de toute pièce un imbroglio juridique dont son conjoint aura le plus grand mal à s'extraire le jour où l'envie de partir se manifestera.

2.12 Des proies judicieusement choisies

Les proies présentent des similitudes psychologiques

Le PN choisit des proies qui présentent généralement des traits communs, son but étant de pouvoir aisément les manipuler, les exploiter et les spolier. Il n'est donc pas surprenant que, sur de nombreux aspects, elles soient exactement l'inverse de lui. Ainsi, elles ont souvent un sens moral élevé, sont altruistes, dévouées, sincères, honnêtes, sensibles. Etant très loin d'imaginer à quel point certains individus sont dépourvus de ces qualités-là, elles font facilement confiance aux autres et sont parfois très naïves.

Elles sont souvent gaies et pleines d'un enthousiasme qu'elles cherchent à partager. Souvent également, elles préfèrent s'inscrire dans le désir de l'autre plutôt que de mettre le leur en avant. Certaines peuvent même avoir un léger penchant masochiste ou un côté sauveteur les incitant à réparer les blessures de l'autre.

Elles peuvent avoir une faille narcissique se traduisant par un manque de confiance en elles et une fragilité émotionnelle, qui peuvent provenir d'un contexte familial difficile, de souvenirs d'enfance douloureux, ou n'être que conjoncturels, par exemple à la suite d'un événement tel que rupture, licenciement ou deuil. Elles sont ainsi habitées par le doute, le désir de faire mieux, d'être à la hauteur, ce qui peut les conduire à manifester trop de zèle pour combler les désirs de l'autre.

En couple, le conjoint victime ne joue pas à jeu égal avec le PN car il est dans une recherche d'amour et d'authenticité là où le PN ne cherche qu'un objet qui va d'abord renforcer son narcissisme, puis être réduit au statut de souffre-douleur. Au début de la relation, la victime se fait piéger car elle projette sur son partenaire de bonnes intentions et des qualités qu'il n'a pas, n'a jamais eues et n'aura jamais.

Le PN est attiré par les personnes surdouées

L'une des victimes de prédilection du PN est l'individu « surdoué ». Les surdoués sont des personnes dotées tout autant d'un haut potentiel et d'une belle agilité intellectuelle que d'une forte émotivité. Ce sont des personnes sensibles, très empathiques et manifestant une réelle bienveillance envers les autres. Leur naïveté consiste à projeter illusoirement cette bienveillance sur leur entourage et à vivre dans l'idée que « tout le monde est gentil ». Je dois confesser que j'ai appris à mes dépens que je faisais partie de ces personnes-là. Ce sont mes multiples confrontations – involontaires et inconscientes - avec des PN qui m'ont amenée à en prendre conscience. Mes questionnements sur les raisons qui m'avaient conduite à subir de nombreuses années de souffrance à leur côté ont débouché sur des lectures qui m'ont enfin éclairée. De nombreux ouvrages et sites internet relatent, en effet, cette attirance qu'ont les PN pour les individus à haut potentiel, qui représentent à leurs yeux une proie de prédilection « premier choix ». Une valeur sûre ! Ils trouvent en eux des ressources morales, matérielles et financières que le surdoué est enclin à partager sans compter, et souvent sans rien attendre en retour.

Je me suis rendue compte que, malheureusement, les surdoués adultes qui acceptent de se confier ont presque tous été victimes, au moins une fois dans leur vie, d'un prédateur PN qui les a vampirisés, que ce soit au travail ou en couple. Ils en sortent tous profondément meurtris, mais leur résilience fait qu'ils parviennent en général à se reconstruire et à rebondir sur autre chose, malgré de douloureuses séquelles.

Je voudrais ici rendre hommage à mon père, Gérard, qui aura traversé toute sa vie sans savoir qu'il était surdoué – les surdoués sont encore aujourd'hui très peu détectés dans leur milieu familial et même scolaire - et aura épousé une femme, ma mère, sans savoir qu'elle était perverse narcissique. Il aura vécu 52 ans aux côtés de cette femme, apparemment bien sous tous rapports, en subissant dans l'ombre toutes les humiliations et tous les coups tordus dont sont capables les PN, et en allant de psy en psy pour tenter de comprendre son état dépressif ; mais en vain.

Rien ne lui aura permis de prendre conscience qu'il était sous l'emprise d'une femme amorale. Quel courage il lui a fallu pour endurer cela pendant autant d'années !

Pour revenir sur les raisons qui font que les individus surdoués sont des personnes très attirantes pour l'individu PN, ceux-ci ont une façon de partager généreusement et sans méfiance leurs idées, leurs découvertes, leurs créations etc. et tous les bénéfices qu'ils en retirent, notamment matériels et financiers. C'est du pain béni pour le PN qui voit tout de suite comment il va pouvoir tirer profit de cette générosité et de cette naïveté. Ensuite, le PN repère très facilement la vulnérabilité émotionnelle de la personne surdouée, cette sensibilité à fleur de peau qu'il va pourvoir malmener sans déclencher de rébellion trop importante, tant la personne surdouée redoute les relations conflictuelles et tant elle est loin de concevoir l'existence d'individus aussi pervers.

Pour ces raisons, les exemples de relations entre personnes surdouées et individus PN sont extrêmement fréquents, tant en couple qu'au travail. En quelque sorte, le PN chasse les personnes surdouées, non par conscience qu'elles le sont (ce qu'elles ignorent souvent elles-mêmes), mais parce qu'il y voit un très grand intérêt. En couple, il va pouvoir vivre aux crochets de quelqu'un qui, par peur des tempêtes émotionnelles que génèrent les conflits et par peur de blesser l'autre, va tout faire pour cultiver la bonne entente avec son conjoint, faire taire ses envies de rébellion et cultiver très longtemps l'espoir illusoire que les choses puissent un jour s'arranger.

Au travail, les personnes surdouées sont aussi des proies toutes désignées pour le PN qui cherche par tous les moyens à briller et à gravir au plus vite les échelons menant au pouvoir et à l'aisance financière. La personne surdouée, exploitée pour ses compétences, sert de faire-valoir au PN qui la maintient dans l'ombre, la discrédite et la harcèle moralement.

Pour ne plus être manipulables, toutes ces victimes devront accepter l'idée que ces gens-là existent, qu'ils sont délibérément malveillants et sournois, et s'autoriser à les trouver odieux. Il leur faudra fixer des limites à leur gentillesse, à leur désir de bien faire et apprendre à s'affirmer davantage. Nous aurons l'occasion d'y revenir.

2.13 Une rage destructrice pouvant aller jusqu'au meurtre

Selon Geneviève Reichert-Pagnard, psychiatre et spécialiste de la manipulation, les PN sèment des « cadavres psychologiques » derrière eux tout au long de leur vie. Ils peuvent même pousser leurs victimes au suicide. Les plus dangereux sont capables d'aller jusqu'au meurtre, y compris de toute une famille.

D'autres auteurs s'accordent à reconnaître la dangerosité du PN notamment lorsqu'il perçoit une menace d'effondrement du scénario qu'il a minutieusement élaboré pour se donner une image sociale valorisante, par exemple s'il se sent démasqué au travail et menacé de licenciement ou de faillite, ou lorsque son conjoint est sur le point de demander le divorce. Par peur de tout perdre, le PN risque de basculer dans une folie psychotique où toutes les limites disparaissent. Le passage à l'acte meurtrier devient alors possible.

Geneviève Schmidt, ancienne victime et auteure d'un site web sur la perversion narcissique, confesse : « Un pervers narcissique qui se sent en danger devient imprévisible. Sa violence n'est pas une perte de contrôle mais une PRISE de contrôle ! J'ai personnellement constaté qu'en dernier recours, lorsque le PN est définitivement démasqué, son acharnement à détruire le pousse à des actes insensés qui vont à l'encontre même de ses propres intérêts. »

On pourrait en effet se demander si l'expression « se tirer une balle dans le pied » n'a pas été inventée pour décrire le comportement du PN poussé dans ses derniers retranchements. J'ai eu personnellement l'occasion d'observer ce type de comportement autodestructeur lorsque j'ai voulu me séparer de mon conjoint PN après neuf ans de vie commune. Son envie de m'anéantir était telle qu'il s'auto-sabordait dans l'optique de m'atteindre. A défaut de révéler les faits les plus intimes qui ont marqué cette très douloureuse période de ma vie, je me contenterai d'évoquer le zèle avec lequel mon ex-conjoint laissait péricliter notre bien immobilier commun, dont je lui avais laissé l'usufruit en attendant sa vente. Nous avions donné mandat à plusieurs agences immobilières pour vendre la propriété que nous avions achetée en indivision au début de notre relation, et j'étais partie vivre temporairement dans un appartement meublé en emmenant juste quelques valises de vêtements et autres affaires personnelles. Bien qu'ayant accepté de signer les mandats de vente, la stratégie sournoise de mon ex-conjoint était de faire durer cette situation aussi longtemps que possible, lui vivant confortablement dans notre grande maison bien équipée tandis que je devais m'accommoder de l'inconfort d'un logement de 40 m^2, impersonnel et mal équipé, et m'acquitter d'un loyer qu'il entendait bien laisser à ma charge exclusive. Ce faisant, il voulait faire perdurer entre lui et moi un lien matériel et juridique au travers de cette propriété commune, m'empêcher de reprendre mon indépendance aussi longtemps qu'il en aurait décidé ainsi, et continuer de me torturer moralement pendant tout ce temps.

Lorsque les agences immobilières faisaient visiter notre maison à des clients, le ménage laissait sérieusement à désirer, la vaisselle sale traînait dans l'évier, les toilettes étaient dans un état pitoyable, le lit était défait, les espaces extérieurs n'étaient plus entretenus, les mauvaises herbes galopaient sur une pelouse insuffisamment tondue... Le spectacle donné aux éventuels acquéreurs était déplorable. Bien entendu, mes demandes pour qu'il en soit autrement étaient ignorées puisque cette négligence était intentionnelle.

Lorsque je me suis mise à invoquer les conséquences néfastes que ce laisser-aller aurait immanquablement sur le prix de vente de notre propriété, j'ai bien vu que je parlais à un mur. A ses yeux, le bénéfice de m'avoir à sa merci et de continuer de me nuire était bien supérieur à celui de vendre cette maison au meilleur prix. Il préférait perdre de l'argent. Je fus obligée d'admettre que, non seulement ce bien allait traîner longtemps sur le marché, mais que son prix de vente allait nécessairement décroître avec le temps, certains acquéreurs sachant très bien tirer parti de ce genre de situation en faisant une offre d'achat très basse que les vendeurs, de guerre lasse, n'ont d'autre choix que d'accepter. Par contre, pour contraindre mon ex-conjoint à changer d'attitude, j'ai fait intervenir mon notaire afin qu'il lui réclame une participation à mon loyer. Il s'est alors probablement rendu compte qu'il serait doublement perdant, d'une part en revendant sa maison à un prix très bas, d'autre part en me versant de l'argent tous les mois pour régler sa quote-part de loyer. Cette pression financière aura très certainement contribué à affaiblir sa détermination.

Mon expérience est loin d'être un cas unique. De nombreux témoignages montrent que le PN agit de la sorte en cas de séparation, cherchant par toutes sortes de moyens déloyaux à conserver son pouvoir de nuisance sur sa proie. Lui qui cherche habituellement à réaliser des profits financiers au détriment de celle-ci, il préfère alors perdre de l'argent pour pouvoir la maltraiter le plus longtemps possible.

Mais revenons-en au pire dont est capable le PN, à savoir le meurtre. Je voudrais livrer ici mes constats et mes hypothèses sur des affaires criminelles dont savent nous abreuver les médias, suscitant notre effroi ou notre consternation. Parfois, il s'agit d'affaires non élucidées depuis de longues années, apparemment dans l'impasse. Dans d'autres cas, il s'agit d'affaires sordides dont le mobile criminel n'est pas clairement établi. Souvent, lorsque l'affaire semble élucidée et que le présumé coupable est intentionnellement malmené par les enquêteurs pour le faire passer aux aveux, l'entourage du coupable le dit incapable d'avoir fait une chose pareille et le jure, alors que des faits indiscutables finiront par l'accabler.

On retrouve ici le double visage de l'individu, tellement bien sous tous rapports aux yeux des autres et tellement habile manipulateur, que l'entourage et les enquêteurs n'y voient bien souvent que du feu.

Voici quelques exemples de scénarios criminels et faits divers relatés par les médias ces dernières années et qui m'ont amenée en penser qu'un individu PN pouvait être en cause :

- une vieille dame qui terrorise son quartier en crevant les pneus des véhicules de ses voisins, en rayant les carrosseries, en détruisant les pots de fleurs… le tout ni vu ni connu
- une femme dont plusieurs maris ou amants disparaissent dans des conditions mystérieuses, probablement empoisonnés
- une femme qui manipule son amant pour qu'il tue son mari et qui fait « coup double » en se débarrassant finalement des deux, son mari assassiné et son amant incarcéré pour meurtre
- une femme qui assiste son mari lorsqu'il commet des viols ou des actes pédophiles, ou qui simplement ferme les yeux comme si de rien n'était

- un individu qui fait enlever et tuer l'enfant d'une personne jalousée pour assouvir son désir de vengeance
- un homme qui assassine toute sa famille et disparaît dans la nature sans que l'on comprenne comment ni pourquoi une personne apparemment si respectable a été capable d'en arriver là
- un homme qui tue son frère, sa belle-sœur et leurs enfants pour une histoire d'argent et de jalousie
- un homme qui tue sa femme, essaie de faire disparaître le corps, nie les faits, mais qui, finalement démasqué, tente de faire porter le chapeau à quelqu'un d'autre en inventant plusieurs scénarios assez peu crédibles
- etc.

Dans ce type d'affaires, la difficulté et parfois l'incapacité des enquêteurs à établir ce qu'il s'est réellement passé, et pourquoi, provient selon moi du fait que les profils pervers narcissiques des délinquants ou criminels ne sont pas suffisamment diagnostiqués. L'amoralité des faits commis et/ou l'aptitude du coupable à les nier sans sourciller dépasse l'entendement des enquêteurs, et finalement des juges.

Fréquemment, le criminel pervers narcissique est entendu par les enquêteurs dès le début de l'enquête mais il joue avec brio un jeu de dupe qui le disculpe de toute évidence. Non, celui-là n'a rien fait. Il ment tellement bien que tout ce qu'il avance semble normal et crédible. On lui donnerait même le bon Dieu sans confession !

On ne peut pas mentir avec autant d'aisance, sans nervosité, sans hésiter, sans s'émouvoir de quoi que ce soit à l'évocation de faits odieux, lorsqu'on les a soi-même commis. Le coupable doit nécessairement se trahir par quelque détail comportemental qui va attirer l'attention des enquêteurs et les amener à creuser, n'est-ce pas ? Eh bien justement non. Pas lorsqu'il s'agit d'un PN.

Dans certains cas, il peut fondre en larmes pour donner de la crédibilité à la thèse de son innocence. Comme nous l'avons vu, les PN excellent dans cet exercice mélodramatique.

Il arrive souvent aussi qu'un criminel PN tire toutes les ficelles d'un scénario macabre sans se salir les mains. Il manipule un ou plusieurs complices pour faire le sale boulot à sa place. Son but premier n'est pas de balancer celui ou celle qui l'a aidé à commettre le crime, mais il n'hésitera pas à le faire et à envoyer son complice en prison s'il se trouve au pied du mur. Son complice manipulé aura alors le profil du coupable idéal. Lui, restera en liberté.

Mais alors que faut-il conclure de ces échecs retentissants de la justice à identifier les coupables de faits criminels fortement médiatisés, et parfois à envoyer les vrais coupables en prison ? Selon moi, que la connaissance du processus et des agissements pervers narcissiques est actuellement insuffisante, y compris chez certains experts psychiatres auprès des tribunaux, pour que certaines affaires - à mes yeux trop nombreuses - puissent être élucidées convenablement.

CHAPITRE 3

Des comportements malsains à repérer au plus tôt

Mes expériences malheureuses avec des individus PN m'amènent à mettre en garde toutes les personnes qui subissent un lien toxique avec ce type d'individus. Si tel est votre cas, que vous en soyez totalement conscient ou pas encore, votre intérêt est de repérer au plus vite les comportements caractéristiques qui vont vous permettre de mieux comprendre ce que vous vivez et d'agir pour vous préserver. Si vous êtes capable de repérer ces comportements sans forcément en être personnellement victime, vous serez en mesure de conseiller et d'aider les personnes concernées à s'en sortir. Sachez que la victime d'un PN a toujours besoin qu'on l'aide car il est extrêmement compliqué voire quasi impossible de se sortir tout seul d'une relation avec ce type de personnage.

3.1 Le pervers narcissique au travail

La recherche du pouvoir par tous les moyens

Les PN ayant un certain niveau d'études et de qualification professionnelle convoitent les postes les plus haut-placés, cherchent à accéder aux plus hautes marches du pouvoir et à asseoir leur autorité hiérarchique le plus largement et le plus rapidement possible. Certes, tout individu carriériste se comporte à peu près de cette manière sans pour autant être atteint de perversion narcissique et je conviens que le distinguo n'est pas facile à faire pour l'observateur non averti. La différence de comportement entre l'individu carriériste et le PN est, de fait, assez ténue.

Ce qui distingue l'individu PN c'est le recours à toute une panoplie de subterfuges et de moyens déloyaux pour parvenir à ses fins : un réseau de « copains » haut-placés savamment courtisés à coup de flatteries et autres manipulations, des mensonges, des coups bas, des pots de vin et parfois des complots avec d'autres PN pour décrocher des postes au détriment de personnes plus compétentes… Le PN s'autorise les coups les plus tordus pour pouvoir monter en grade. Son ascension professionnelle, souvent rapide, se fait de façon injuste et malhonnête, ce qui n'est pas nécessairement le cas de l'individu carriériste.

L'imposture

Pour décrocher un emploi, les PN n'hésitent pas à falsifier leur CV ni à s'inventer des compétences lors des entretiens. Ce sont parfois de véritables imposteurs. Certaines histoires d'arracheurs de dents, en réalité pervers narcissiques, se faisant passer pour de véritables dentistes ont de quoi faire froid dans le dos ! Mieux vaut ne pas croiser leur route…

Le PN est très attiré par les emplois du secteur public en raison de la sécurité qu'ils représentent. La sécurité de l'emploi est en effet recherchée par le PN car elle le met relativement à l'abri du pire, alors même lorsqu'il triche, ment et joue les imposteurs en prétendant avoir des références ou des talents qu'il n'a pas.

Le PN est capable de conserver une attitude irréprochable jusqu'au terme de sa période d'essai. Ses comportements pervers ne se manifestent que plus tard, dès lors qu'il est confirmé dans sa fonction.

L'insoumission dissimulée par des mensonges

Le caractère du PN est très peu compatible avec l'obligation de se soumettre à une hiérarchie et à une quelconque forme d'autorité. Le PN se croit au-dessus des règles et entend rester maître de toute situation. Il ment à sa hiérarchie pour pouvoir agir comme bon lui semble et éviter les ennuis lorsqu'il commet des erreurs. Ses mensonges répétés lui permettent de poursuivre son ascension vers les sommets du pouvoir.

Sauf lorsqu'il est à son compte, l'intérêt de son entreprise est inexistant à ses yeux. Il roule pour son propre pouvoir, pour les honneurs et pour l'argent, un point c'est tout.

Un très mauvais manager

Peut-être n'est-il pas utile de préciser que le PN chargé de diriger une équipe ne manifeste aucun talent pour le faire. Obnubilé par sa carrière et les avantages qu'il y trouve – pouvoir, argent, satisfaction narcissique –, le bon fonctionnement d'une équipe est totalement étranger à ses préoccupations. Tout juste peut-il faire semblant du contraire lorsque l'évolution de sa carrière en dépend.

Comme il le fait avec son entourage familial, il manipule et instrumentalise son entourage professionnel. Les compétences de ses collaborateurs sont exploitées dans une optique parfaitement égocentrique. Il veut briller coûte que coûte, régner en maître, gravir les échelons pour accroître son pouvoir, et fait feu de tout bois pour y parvenir.

Il repère rapidement ses alliés potentiels qu'il conditionne par des flatteries et par un copinage factice à lui vouer une fidélité indéfectible. A contrario, il cherche à évincer, en les harcelant ou en leur tendant des pièges, les personnes susceptibles d'entraver ses plans carriéristes, qu'il considère comme des ennemis. Il ignore et méprise royalement tous les autres.

Le PN critique les uns dans le dos des autres et réciproquement, calomnie l'air de rien pour discréditer les collaborateurs qui pourraient lui faire de l'ombre.

Ce faisant, le PN ne peut que diviser son équipe et, finalement, mieux régner sur elle.

Un usurpateur et un tortionnaire

Le chef PN voit ses collaborateurs subordonnés comme des instruments au service de sa propre carrière, sans le moindre souci de promouvoir la leur. Il sait repérer les personnes compétentes et consciencieuses qui peuvent lui être utiles pour faire bonne impression et gravir au plus vite les échelons qui mènent au pouvoir au sein de son entreprise. Tenant par-dessus tout à conserver le leadership et le prestige de sa fonction de chef, Il exploite ces personnes sans vergogne, s'accaparant le fruit de leur travail comme s'il s'agissait du sien, sans jamais leur rendre hommage ni même mentionner leur contribution.

A l'instar du personnage de *Cendrillon*, ces personnes compétentes devront payer le prix de leur talent et de leur conscience professionnelle en assumant les basses besognes que le PN leur destine (ex : des tâches anormalement sous-qualifiées ou à exécuter dans un contexte pénible d'urgence ou de rattrapage des erreurs commises par quelqu'un d'autre), tandis que lui se réservera l'intégralité des tâches les plus nobles et les plus valorisantes.

Pour ce type de personnes, travailler aux côtés d'un PN devient très vite inintéressant, démotivant et dévalorisant. Au bout de quelque temps, servir de marche pied à quelqu'un et de tremplin à sa carrière professionnelle sans jamais voir la couleur des aspects positifs de sa propre fonction, notamment en termes de progression salariale, les conduit inévitablement à une forme de désespoir.

Au sens légal, il s'agit ni plus ni moins d'un harcèlement moral, domaine dans lequel le PN excelle et que nous allons examiner de plus près.

Le harcèlement moral ou sexuel

Le harcèlement moral est le signe qui permet de façon quasi infaillible de repérer un PN au travail. Les collaborateurs les plus compétents et les moins corruptibles sont la cible de ce harcèlement particulièrement insidieux. Même lorsqu'ils sont discrets et peu carriéristes, le PN voit en eux des menaces pour sa carrière. Il faut les anéantir car ils brillent trop, pense-t-il, ou parce qu'ils refusent d'entrer dans les petites combines malhonnêtes auxquelles le PN recourt pour accroître son rayon d'action et, par là-même, son pouvoir.

Le harcèlement très sournois dans lequel le chef PN excelle a lieu le plus souvent sans témoin et sans preuve. En réalité, les témoins existent la plupart du temps mais ils sont manipulés par le chef harceleur qui les transforme en « instruments-amis » afin qu'ils prennent parti pour lui en cas de besoin, ou qu'ils feignent de ne rien voir et de ne rien savoir. Le chef PN s'entoure d'une cour de fidèles serviteurs tout acquis à sa cause, soit par pure inconscience, soit par intérêt. Pour ne pas se brûler les ailes au contact de ce type de manager pervers, mieux vaut en effet être du bon côté, le sien.

Quant aux preuves du harcèlement, là encore, le PN excelle dans l'art de ne pas en laisser. Le plus souvent, il évite toute communication écrite et réserve ses agissements les plus blessants aux situations de face à face avec sa victime. Le harcèlement consiste à disqualifier celle-ci, à l'écœurer ou à l'épuiser en mêlant différentes techniques. La charge de travail n'est pas adaptée aux compétences et/ou aux possibilités de la victime qui est, soit surchargée de travail, soit mise au placard ou anormalement sous-occupée, ou une alternance des deux. Les tâches qui lui sont confiées sont tantôt sous-qualifiées, tantôt l'inverse. Les conditions de travail sont rendues les plus désagréables possible, qu'il s'agisse des horaires, des locaux, des équipements, des déplacements etc. La victime est mise à l'écart de tout ce qui pourrait contribuer à lui remonter le moral et n'est jamais récompensée d'une quelconque manière des efforts qu'elle fournit. Tous ses collègues seront augmentés au fil des années, sauf elle. D'ailleurs, le chef PN s'efforce de promouvoir en priorité ses collaborateurs les moins compétents car il sait que ceux-là, au moins, ne lui feront pas d'ombre. Lorsqu'il octroie une augmentation à quelqu'un de compétent, c'est souvent parce qu'il ne peut plus faire autrement (exemple : le règlement de l'entreprise l'obligerait à justifier ce gel salarial prolongé et il n'a pas d'argument pour le faire) ou parce qu'il cherche à détourner l'attention de ses agissements très douteux à l'égard de cette personne.

Il n'est pas difficile de comprendre que le harcèlement moral que le chef PN fait subir à tel ou tel collaborateur est quasiment impossible à prouver puisqu'il est fait d'une accumulation de « petits » actes le plus souvent « manqués » : oubli de donner une information importante, oubli d'associer le collaborateur à une réunion qui le concerne, oubli de citer la contribution essentielle du collaborateur à une tâche bien menée, oubli de présenter le collaborateur aux avancements alors qu'il n'a pas été augmenté depuis de nombreuses années, etc.

Quant au harcèlement sexuel, tout collaborateur désirable aux yeux d'un PN peut en faire les frais, d'autant que le PN a souvent un compte à régler avec son parent du sexe opposé se traduisant, toute sa vie durant, par une haine farouche à l'égard des représentant(e)s de ce sexe-là. L'homme PN est ainsi extrêmement misogyne, tandis que la femme PN déteste la gente masculine.

Comme le PN résiste très mal à la frustration, il a du mal à ne pas mélanger sexe et travail. Si vous travaillez avec lui et que vous lui plaisez physiquement, vous êtes comme une sorte de gâteau ou de confiserie agitée sous le nez d'un gourmant… à consommer au plus vite, un point c'est tout ! Comme le PN ne supporte aucune atteinte à l'image grandiose qu'il a de lui-même, gare à celui ou celle qui ne succombe pas à ses charmes… il faudra en payer le prix !

Témoignage :

Brigitte R., titulaire d'un BTS de secrétaire de direction, décroche un poste de chef de service dans une entreprise de logistique. Le directeur régional chargé du recrutement avait repéré sur son cv les compétences et l'expérience qu'elle avait acquises dans une autre entreprise et dont il avait besoin pour ce poste. Le jour de son arrivée, elle est reçue comme un chien dans un jeu de quilles par le chef d'agence, PN, son supérieur hiérarchique. Elle ne le savait pas encore mais le chef d'agence voulait que ce poste soit attribué à l'un de ses copains, déjà en poste au sein de l'agence, et PN lui aussi. Le recrutement s'était fait au niveau régional et il n'avait pas été tenu compte de son souhait. Brigitte commence à être harcelée moralement par le chef d'agence qui trouve à redire à tout ce qu'elle fait. Malheureusement, elle est très compétente et sait lui tenir tête lorsque des reproches injustifiés lui sont adressés. Le harcèlement va monter d'un cran et se transformer en harcèlement sexuel. Des images salaces, de plus en plus pornographiques, sont adressées à Brigitte via la messagerie de l'entreprise, non seulement par le chef d'agence mais aussi par son acolyte. Certaines comportent des photomontages où le visage de Brigitte remplace celui d'une femme dénudée avec des commentaires tels que : « Tu aimes ça, salope ? ».

Malgré un état de plus en plus dépressif, Brigitte comprend qu'elle est victime d'un harcèlement et en découvre les causes. Elle se constitue un dossier de preuves. Un jour, alors qu'elle revient de vacances, elle découvre que son bureau avec une jolie vue a été affecté à quelqu'un d'autre. On lui demande de s'installer à une simple table dans un local sans fenêtre. Brigitte s'effondre moralement et devra recevoir un traitement de plusieurs mois avant de remonter la pente.

Avec son dossier de preuves, elle consulte un avocat qui lui permettra de gagner son procès contre son employeur et de percevoir des belles indemnités (plusieurs années de salaire). Toutefois, malgré les preuves nombreuses et accablantes contre le chef d'agence, celui-ci a pu continuer de tenir son poste sans écoper de la moindre sanction tandis que Brigitte a dû chercher du travail ailleurs. La victoire toute relative de Brigitte lui a momentanément laissé un goût amer. Cependant, elle apprit quelques années plus tard que le chef d'agence avait été licencié pour faute grave pour des malversations financières.

Il faut souligner que ce cas de figure est rare étant donné que les PN ne laissent généralement aucune trace de leur harcèlement. Ici, le chef d'agence se sentait probablement tout puissant compte tenu de l'éloignement géographique de sa hiérarchie. De plus, en bon misogyne, il sous-estimait les femmes et donc les capacités de Brigitte à se défendre, qui plus est devant la justice.

Le noyautage pervers

En règle générale, que ce soit au travail ou dans sa vie privée, l'individu PN n'agit jamais seul. Il lui faut des complices tout dévoués à sa cause ou simplement aveuglés pour lui permettre d'atteindre ses objectifs et de renverser les obstacles qui se trouvent en travers de sa route. C'est ainsi que peuvent se constituer au sein des entreprises des noyaux pervers, petits groupes d'individus PN tout prêts à s'entraider de manière indéfectible. Là encore, il s'agit d'une camaraderie purement factice et intéressée entre des individus qui se reconnaissent entre eux parce qu'ils sont de la même veine, tous motivés par l'accession aux postes les plus haut-placés, au pouvoir, aux honneurs et à la réussite sociale.

Les PN les plus haut-placés recrutent ou font recruter d'autres PN qui vont jouer le rôle de fidèles serviteurs le temps de gagner des galons et de pouvoir, à leur tour, faire entrer dans l'entreprise des « camarades » PN... et ainsi de suite. Et c'est ainsi que certaines entreprises se trouvent saturées de groupuscules PN relativement ingérables car, tel un cancer dans un organisme humain, lorsque les métastases ont envahi le corps entier, il devient extrêmement compliqué de revenir à un fonctionnement plus sain.

Le cas de Brigitte R. évoqué précédemment pour illustrer le harcèlement au travail illustre également ce qu'il se passe dans les entreprises lorsque des noyautages pervers sont à l'œuvre.

3.2 Le pervers narcissique en couple

Le choix d'un conjoint enviable, à la mesure de son narcissisme

Dans le domaine conjugal, le PN jette son dévolu sur un(e) partenaire qui va flatter son égo et combler son envie de briller. Que ce conjoint bénéficie d'une aisance financière, d'une situation professionnelle enviable, d'une notoriété ou d'un talent artistique, le PN va chercher à profiter de la situation de façon narcissique. Ces avantages lui sont dus, pense-t-il. Au début de la relation, le conjoint est une sorte de trophée que le PN se plaît à exhiber. Se montrer en public à ses côtés est valorisant. Il est annexé comme un territoire, objet de fierté.

Plus le PN est haut placé dans la société, plus il lui faut « décrocher » un(e) conjoint(e) « à sa mesure », c'est-à-dire à la mesure de son narcissisme et de l'enflure de son égo. Si par exemple le PN est une personnalité médiatisée (show business, monde politique, milieu de la mode, de l'art ou du journalisme…), il lui faudra rien moins qu'une personnalité elle-même très connue ou très riche à ses côtés, qu'il exhibera au moins pour quelque temps, avant de changer pour une autre proie tout aussi valorisante.

Les PN moins haut placés se choisissent également des partenaires avantageux, quoique moins visibles : des personnes souvent dotées d'une certaine beauté physique, des personnes ayant de belles situations professionnelles ou un beau patrimoine, des personnes intelligentes et talentueuses… Qui plus est, ces personnes ont le plus souvent un côté bienveillant assez prononcé, une bonne dose de naïveté, et un sens moral très développé… le profil du pigeon idéal, en somme.

Je ne reviendrai pas sur la violence psychologique dont le conjoint du PN fait l'objet, ce sujet ayant été traité précédemment. Mon propos est ici de donner des points de repère sur les signes extérieurs qui permettent de déceler si quelqu'un est en couple avec un PN, sans nécessairement avoir connaissance de ce qu'il se passe précisément dans la vie intime de ce couple.

Le mariage utilisé comme ascenseur social et financier

Le PN n'aime aucune contrainte et, pour lui, le mariage en est une. Aussi, certains PN essaient-ils d'y échapper même lorsqu'un partenaire très amoureux le leur réclame. Néanmoins, de nombreux PN recherchent tout de même le mariage et ce, principalement dans le cas de figure où ils y trouvent un intérêt social et financier : le partenaire est épousé pour sa notoriété, son patrimoine et son argent, un point c'est tout.

Ainsi, une personne bien placée dans la société, riche et dotée d'un beau patrimoine sera-t-elle épousée pour pouvoir pleinement tirer profit de la situation, si possible dans le cadre d'un mariage sous le régime de la communauté. Le PN calcule tout et il ne perd jamais le nord lorsque ses intérêts sont en jeu.

Bien sûr, le PN saura tout au long de sa vie de couple exploiter savamment l'argent du ménage de façon égocentrique, investissant dans des affaires juteuses exclusivement pour lui, remplissant parfois des comptes secrets à l'insu de son conjoint, lui faisant signer des contrats pour se mettre à l'abri du besoin, s'offrant des loisirs coûteux malgré des fins de mois difficiles sans que le conjoint ne bénéficie des mêmes avantages, etc.

Témoignages :

Caroline V., ophtalmologiste, est restée mariée pendant 17 ans à un PN sous le régime de la communauté. Outre les violences psychologiques quotidiennes, il faisait à son insu des affaires douteuses et contractait des dettes. Lorsque le divorce est prononcé, la supercherie est dévoilée.

Caroline se retrouve avec 430 000 € de dettes à rembourser dont elle ignorait totalement l'existence. En se privant de tout pendant des années, elle finit par y parvenir. Aujourd'hui, à l'âge où elle pourrait prendre sa retraite, Caroline est très appauvrie par cette dette. Elle est obligée de continuer à travailler, n'a ni épargne ni patrimoine et, malgré une carrière honorable, devra se contenter d'une retraite dérisoire.

Nathalie D., retraitée de l'Education nationale, a elle aussi été mariée en secondes noces à un PN sous le régime de la communauté. Avant leur mariage, il la persuade de « mettre en sécurité » l'argent qu'elle vient de percevoir suite à la vente de sa maison sur son compte à lui. Amoureuse de ce manipulateur, elle n'y voit que du feu. Les escroqueries du même acabit vont s'enchaîner pendant 15 ans. Insidieusement, il abuse de sa trop grande confiance et la dépossède de toutes ses rentrées d'argent sous des prétextes fallacieux, tout en contractant des dettes auprès de son ex-conjointe avec laquelle il entretient des relations très ambigües par intérêt. Il alterne volontairement les périodes de chômage où il vit à ses crochets et les périodes de travail qui lui ouvrent droit aux indemnités lorsqu'il ne travaille plus. Depuis leur divorce, Nathalie a dû rembourser les dettes secrètes de son mari. Elle n'a pas récupéré l'argent de la vente de sa maison et elle vit des minima sociaux.

La paresse et le laxisme

La paresse et le laxisme dont fait preuve le PN au sein de son foyer font partie des points de repère qui peuvent mettre la puce à l'oreille. En effet, le PN supporte très mal les contraintes de la vie domestique et les frustrations de ne pouvoir faire exactement ce qu'il a envie quand il en a envie. Il se comporte ainsi comme un parfait égoïste, s'arrangeant pour en faire le minimum et pour faire faire ce qu'il n'aime pas par quelqu'un d'autre, conjoint ou enfant, feignant d'avoir quelque chose de « très important » à faire pour arriver une fois que tout est fait. A l'inverse, lorsqu'il apprécie une activité (par exemple : regarder la télévision, jouer sur son ordinateur, surfer sur les réseaux sociaux, etc.), le temps qui passe et le point de vue du groupe le laissent parfaitement indifférent. Il peut vaquer à ses loisirs pendant des heures sans le moindre souci de ce qu'en pensent son conjoint ni ses enfants.

Certains PN ont l'art de négliger les tâches qui leur semblent rébarbatives telles que le rangement ou le ménage au point de transformer leur domicile en un indescriptible bazar jonché de poussière et de déchets.

Ainsi, lorsque vous partagez votre quotidien avec un PN, vous êtes corvéable en permanence tandis que lui se préserve, se distrait et fait durer ce qui lui plaît.

Une femme PN est capable de se prélasser pendant deux heures chez l'esthéticienne et, le même jour, de dire à ses enfants de se servir à manger dans le frigo en prétextant avoir trop de contraintes pour leur préparer à manger, tout en sachant parfaitement que le réfrigérateur est quasi vide…

L'infidélité viscérale

Le PN rejette toutes les conditions et autres limitations imposées par son partenaire, et la fidélité en fait partie. C'est un engagement réciproque que réclament souvent deux personnes qui décident de vivre en couple. Or le PN n'a aucune envie, ni la moindre intention, de se tenir à un quelconque engagement. De plus, le PN a besoin de stimulations narcissiques permanentes, qui viennent à manquer lorsque le couple s'est constitué depuis un certain temps et que l'attirance, notamment physique, s'érode. D'où la nécessité pour lui d'avoir des relations sexuelles multiples en dehors de la vie conjugale. Il a d'ailleurs souvent plusieurs partenaires extra-conjugaux simultanément.

Il est très difficile d'imaginer la double vie menée par un PN au sommet de son art tant il lui est facile de tricher et de mentir à son conjoint et à son entourage sans le moindre état d'âme ni la moindre émotion. Lorsque des cas de double vie sont relatés dans la presse, je pense que des PN sont souvent en cause car, pour jouer à ce jeu-là, il faut être capable de mentir à de nombreuses personnes (conjoint, enfants, famille, amis, collègues…) pendant des années et sans jamais se trahir… Hormis les PN, très peu de gens ont cette immorale capacité !

A contrario, le PN qui veut faire souffrir son conjoint peut aussi lui laisser des indices de ses infidélités (par exemple : rentrer très tard sous des prétextes bidons, embellir son look de façon inhabituelle après des années de mariage…), juste pour le torturer mais sans lui laisser de preuves tangibles dont il puisse se prévaloir pour le confronter.

Parfois, le PN laisse intentionnellement des traces de ses infidélités et cherche à culpabiliser son (sa) partenaire de façon à ce qu'il (elle) se sente responsable de la situation et se mette en tête d'y remédier en essayant d'être le conjoint idéal. C'est évidemment peine perdue.

Témoignage :

Dominique C., titulaire d'un bac+3 en qualité et sécurité, s'est mariée en premières noces avec un PN dont le charme factice l'avait fait succomber. Stéréotype de l'homme macho, les femmes aguicheuses et faciles lui faisaient tourner la tête. A l'arrivée de leur enfant, après deux ans de mariage, Dominique était déjà trompée. Des femmes très maquillées ou court-vêtues venaient sonner à sa porte, pensant elles aussi être l'unique compagne du moment de cet individu, qui leur faisait également avaler des couleuvres. Bien que d'une fidélité irréprochable pendant les sept années de leur mariage, Dominique était harcelée de soupçons sur sa prétendue infidélité, avec des questions du style : « Et celui-là, tu te l'es fait aussi ? » ou « Tu as l'intention de te le faire ? ».

On retrouve ici l'identification projective du PN qui, se sachant infidèle, projette sur sa femme ses propres comportements et développe une forme de paranoïa.

Des comportements sexuels immatures et souvent déviants

L'individu PN qui est, rappelons-le, un enfant dans un corps d'adulte, n'a pas accès à une sexualité équilibrée et saine. Il n'est pas en mesure de vivre le sexe comme le rapprochement intime de deux personnes qui s'aiment et qui cherchent à partager des sensations agréables. Il n'y associe aucune forme de sentiment. Pour lui, le sexe est une sorte de petit jeu qui, au mieux, le valorise, l'amuse et le distrait, et auquel il se livre comme un gamin qui jouerait au papa et à la maman sans comprendre vraiment de quoi il s'agit. En l'absence de toute pudeur et de toute barrière morale, il choisit ses partenaires sexuels comme des objets et utilise l'acte sexuel comme moyen d'obtenir une récompense à sens unique. La conquête réussie de ses partenaires « objets » lui procure un sentiment de puissance et une satisfaction narcissique.

En très bon comédien, le PN sait donner l'illusion à son partenaire que la relation est saine, tout au moins au début. Toutefois, la situation dégénère avec le temps. Elle peut évoluer vers l'abstinence sexuelle totale ou vers des demandes de pratiques sexuelles de plus en plus tordues.

Souvent, les relations intimes sont maintenues jusqu'à l'arrivée du premier enfant, puis elles cessent complètement à l'initiative du parent PN, parfois du jour au lendemain. La sexualité aura juste été utilisée pour faire croire à l'authenticité de la relation et à l'existence de sentiments. Lorsque l'enfant est là, le parent qui se voit imposer l'abstinence aura souvent des scrupules ou des réticences à rompre, pensant avant tout au bien-être de l'enfant ou démuni pour faire face, matériellement ou moralement, à une vie de parent isolé.

Dans le cas où les relations intimes du couple sont maintenues, c'est souvent pour entraîner le partenaire dans une spirale de pratiques sexuelles de plus en plus douteuses… Comme dans les autres domaines, le PN aime braver les interdits de son époque en toute impunité. Il est souvent attiré par des pratiques considérées comme déviantes voire totalement immorales et répréhensibles (échangisme, sadomasochisme, voyeurisme, pédophilie…). Dans le cadre conjugal, il tente d'entraîner son (sa) partenaire dans des expériences inédites ou des pratiques que la morale réprouve, et il le fait avec beaucoup d'insistance sous couvert d'une fausse ouverture d'esprit qu'il entend bien communiquer à celui (celle)-ci. A défaut d'y consentir, le (la) partenaire sera soumis(e) au chantage de l'infidélité, et parfois même entraîné(e) de force jusqu'au viol. S'il (elle) y consent, il (elle) devra faire abstraction de ses barrières morales et se trouvera entraîné(e) dans une spirale sans fin de pratiques de plus en plus douteuses, le but recherché étant de l'avilir et de le (la) salir jusqu'au dégoût de soi. Le PN sait en effet très bien repérer les réticences de son (sa) partenaire à expérimenter telle ou telle pratique déviante, et il jubile lorsqu'il parvient à les surpasser et qu'il perçoit un sentiment de honte chez celui (celle)-ci.

Trop de rapidité dans les projets

S'il y a bien un signe qui doit alerter la proie ou son entourage, c'est la rapidité excessive avec laquelle le PN entend réaliser ses projets avec elle afin de l'engluer. Qu'il s'agisse de se marier, de faire un enfant, d'acheter une maison, de créer une affaire commune, ou de quoi que ce soit qui va engager le PN et sa proie l'un envers l'autre pendant des années, le PN manœuvre et insiste pour que sa proie accepte de le faire très rapidement, dans des délais déraisonnables qu'une prudence élémentaire devrait permettre de repérer comme tels. Malheureusement, la proie se fait souvent piéger car le PN triche et lui ment dès le début, se faisant passer pour quelqu'un de parfaitement sincère et honnête. Il la séduit en lui faisant croire qu'ils sont tous deux en tous points sur la même longueur d'onde, que leurs désirs sont en tous points identiques et que, dans ces conditions, leur amour a toutes les chances de durer. Alors, devant de telles évidences, à quoi bon retarder les choses ?

Le PN a toujours de « très bonnes » raisons à invoquer pour accélérer les projets communs. Exemple : faire un bébé maintenant soit disant pour que cet enfant ait des parents jeunes et pour pouvoir élever cet enfant en étant en pleine force de l'âge. Le problème est que les arguments invoqués sont fallacieux et que le PN n'a qu'un seul objectif, celui de faire tomber sa proie dans un piège qui, une fois refermé sur elle, limitera sérieusement ses possibilités de mouvement et d'action lorsque celle-ci aura compris que tout cela n'était que mensonge et manipulation.

L'isolement progressif du conjoint

Comme nous l'avons vu précédemment, le PN emploie différentes méthodes pour isoler progressivement son conjoint et le couper de toutes les relations susceptibles de lui porter assistance. Parmi celles-ci figurent le discrédit de l'entourage familial et amical, le contrôle des libertés (notamment par la fausse jalousie) ou encore l'éloignement géographique.

Dès que l'une de ces méthodes est mise en œuvre de façon flagrante et sans motif sérieux, la suspicion de perversion narcissique peut être émise.

CHAPITRE 4

Les bons réflexes et la stratégie pour sortir du piège

Quels que soient les sentiments que puisse nous inspirer un individu atteint de perversion narcissique, il convient de savoir que cette pathologie ne se soigne pas. Il est inutile d'espérer qu'un individu PN fasse un jour son mea culpa ni qu'il se bonifie par la psychothérapie ou un quelconque traitement. C'est peine perdue.

Lorsqu'une personne est victime d'une relation toxique avec un PN, l'éventail des préjudices qu'elle peut être amenée à subir au plan moral, matériel ou financier est malheureusement très large, et cela peut aller jusqu'à une gravité extrême, à savoir la maladie (exemple : un SIDA contracté suite aux infidélités inavouées du conjoint PN), le suicide ou même l'acte meurtrier.

Même si le lien de cause à effet ne peut pas être prouvé, les violences psychologiques infligées à la victime d'un PN peuvent favoriser voire déclencher la survenue d'un cancer et ce, par l'intermédiaire de différents facteurs : psychologiques (victime stressée et malheureuse), émotionnels (émotions négatives multiples et impossibles à gérer), énergétiques (blocages énergétiques générés par les tensions psychiques) ou spirituels (non-respect des aspirations de la victime et perte du sens de sa vie).

Au travail, c'est le syndrome de l'épuisement professionnel, ou burn out, qui guette la victime d'un PN à l'issue de plusieurs mois ou années de harcèlement.

En règle générale, la victime subit un préjudice moral très important causé par les humiliations répétées, le sentiment de culpabilité ou la honte que le PN s'évertue à lui inoculer en l'accusant de toutes sortes de choses infondées. Le décervelage qui lui est infligé se traduit par une perte totale de confiance en soi (« je suis nul(le) », « je ne vaux rien »...), une détresse morale et une très grande anxiété évoluant souvent en dépression. A cela peuvent s'ajouter d'autres préjudices moraux liés, par exemple, à la rupture de liens familiaux ou amicaux imposée par le conjoint PN ou à la maltraitance des enfants issus de leur union.

Se séparer ou divorcer d'un PN est, en soi, un parcours du combattant très douloureux et traumatisant et, même longtemps après, le préjudice moral va perdurer lorsque les ex-conjoints restent en contact pour assurer la garde respective de leurs enfants communs. Le PN va s'en donner à cœur joie en continuant d'exercer une pression morale et un chantage affectif permanent sur son ex-conjoint. Celui-ci ne pourra que constater le mal être et la souffrance de ses enfants, pris dans les mailles du filet d'un parent manipulateur dans l'exercice légal de son droit de garde. Spectacle affligeant !

Au plan matériel et financier, il se peut que la victime ait été totalement dépossédée de ses biens, incitée à arrêter de travailler sous la pression morale (exemple : « une bonne mère doit s'occuper de ses enfants à temps plein ») et que, totalement désargentée voire ruinée, elle devienne tributaire des aides sociales sans jamais parvenir à retrouver du travail ni à remonter la pente.

Comme je l'évoquais dans mon introduction, la détresse morale et la déchéance financière d'une personne qui a été abusée et trahie par un individu PN engendre des conséquences en chaîne pour son entourage familial et amical : chagrin, sentiment d'impuissance, relations abîmées, héritages spoliés, obligation d'assister financièrement la victime pour qu'elle puisse subvenir à ses besoins…

Vue sous cet angle, la perversion narcissique se présente bel et bien comme un véritable cancer social dont le niveau de malignité et le caractère particulièrement insidieux me semblent en effet comparables à ce fléau sanitaire qu'est le cancer. Et le phénomène de complicité et d'entraide entre individus PN que l'on constate dans les entreprises et dans le monde politique au travers des « noyaux pervers » ne fait que renforcer cette analogie en évoquant la propagation et la dissémination de « métastases perverses » au sein de la société.

Face à l'ensemble de ces constats désolants et alarmants, chacun aura compris que la seule et unique solution qui se présente à la victime d'un PN est de sortir au plus vite du piège mortifère dans lequel elle se trouve.

Les bons réflexes et la stratégie pour en sortir diffèrent, évidemment, selon qu'il s'agit d'une relation professionnelle ou d'une relation conjugale. La relation professionnelle avec un PN n'est souvent pas quelque chose que l'on a décidé de soi-même (même si le cas existe, par exemple lorsqu'un chef d'entreprise recrute sans le savoir un collaborateur PN), à l'inverse de la relation conjugale où le choix du conjoint nous incombe.

Les implications morales d'une rupture du contrat de travail, d'un procès aux prudhommes, ou celles d'un divorce avec ou sans problématique de garde des enfants, sont importantes dans tous les cas mais de nature variable, même si la nécessité de faire le deuil est commune à tous ces cas de figure (deuil d'un travail perdu, deuil de relations professionnelles, deuil d'une vie conjugale, deuil d'une vie affective équilibrée, etc.).

De même, les implications matérielles et financières peuvent être très différentes dans les deux cas. Quitter un travail en démissionnant ou après un licenciement peut être très lourd de conséquences sur l'équilibre d'un budget à l'époque actuelle où l'emploi pour tous n'est pas garanti, mais certains auront plus de facilités que d'autres pour rebondir et trouver un nouvel emploi. Quitter un conjoint PN peut aussi avoir des incidences financières désastreuses lorsque celui-ci s'est arrangé pour spolier sa victime ou la rendre dépendante, mais la victime peut aussi être quelqu'un qui gagne correctement sa vie et qui aura les moyens de retomber sur ses pieds après le divorce.

4.1 L'éloignement s'impose

Quand la perversion est présente dans une relation, elle fait souffrir celui qui n'est pas pervers. On parle de « relation toxique ». Pour faire cesser la souffrance ou tout au moins l'atténuer, la seule solution est de s'éloigner de la personne perverse sans chercher illusoirement à ce que les choses s'arrangent. La personne perverse est suffisamment manipulatrice pour laisser croire qu'elle est en train de changer et que la relation peut redevenir agréable, mais il n'en est rien. Les choses vont au contraire s'aggraver insidieusement, de semaine en semaine, de mois en mois, année après année. Mieux vaut s'éloigner au plus vite, tant que l'énergie et que les ressources morales sont suffisantes pour mettre en place des actions douloureuses mais pour autant nécessaires : demander le divorce, déménager, batailler pour obtenir la garde des enfants… ou, s'il s'agit d'un lien professionnel, intenter un procès pour harcèlement, donner sa démission, demander sa mutation, etc.

Pour s'éloigner d'un conjoint PN, il convient de bien préparer les conditions de son départ et de se trouver un lieu d'hébergement sécurisant (chez des parents ou des amis, dans un logement locatif…) et ce, dans le plus grand secret. L'annonce de la rupture ne doit intervenir qu'après avoir soigneusement étudié les incidences matérielles et financières de cette décision et envisagé les mauvais coups que le PN va immanquablement vouloir porter pour se venger de cette humiliation. En d'autres termes, il faut savoir, même si c'est contre nature, préméditer et organiser son départ pour que le PN ne sache rien jusqu'à la dernière minute. Dans le cas contraire, le PN a la possibilité d'élaborer des plans pour contrecarrer ceux de son conjoint et il le fait immanquablement. Rien n'est simple lorsqu'on se sépare d'un PN. Il fait en sorte que la séparation, non seulement devienne extrêmement douloureuse et compliquée, mais aussi qu'elle prenne des allures de serpent de mer, au grand désespoir du conjoint. Ainsi, se séparer d'un PN demande-t-il souvent plusieurs années même dans les cas juridiquement les plus simples.

Pour dire les choses encore plus clairement, le fait est que, même lorsque la rupture a été très bien préparée, le PN fera payer extrêmement cher à son ex-conjoint son ressenti d'humiliation. Lui a le droit d'être odieux avec vous, mais vous n'avez pas le droit de le quitter ! Quitter un PN est un crime de lèse-majesté qui sera sanctionné au centuple de la blessure infligée à son égo.

Une fois la séparation effective, le mieux est de ne plus avoir aucun contact direct avec l'ex-conjoint PN, qui cherche souvent à régler ses comptes avec son ancienne victime pendant de nombreuses années. Attention : le PN fait souvent semblant d'aimer encore sa victime (qu'il n'a jamais aimée) et fait alors tout ce qu'il peut pour la reconquérir… et la faire souffrir de plus belle !

La règle du « zéro contact » n'est pas toujours applicable malheureusement, en particulier lorsque le couple que formaient le PN et son ex-conjoint a de jeunes enfants à charge. Dans ce cas, les procédures légales permettent de fixer les règles de garde respective des enfants et doivent évidemment être respectées.

4.2 Se recréer des liens familiaux et amicaux

Même si la relation avec un PN est extrêmement douloureuse, être obligé de s'éloigner de lui et se retrouver totalement isolé ne l'est pas moins, et c'est souvent ce qu'il se produit après que l'on se soit séparé d'un conjoint PN. Nous l'avons vu, l'isolement progressif du conjoint fait partie de la stratégie du PN pour prendre le pouvoir sur celui-ci et maîtriser son destin avant de le décerveler. Après la séparation ou le divorce, l'ancien conjoint du PN va donc la plupart du temps se retrouver extrêmement seul. Peut-être aura -t-il changé de région voire de pays pour suivre les « envies » ou plutôt les caprices du PN, probablement aura -t-il coupé les ponts avec tout ou partie de ses parents et tout ou partie de ses amis, jugés trop bienveillants et trop influents par le PN.

La solitude n'est pas tenable dans les moments de crise existentielle où l'on a au contraire besoin de se sentir aimé, épaulé et soutenu moralement. Alors l'une des premières choses à faire est sans doute de se rapprocher de parents et d'amis sur lesquels on pense pouvoir compter. Les personnes qui vous ont prouvé leur amour ou leur affection par le passé sont en mesure de comprendre, le cas échéant, que vous vous soyez éloigné(e) d'elles si vous leur expliquez simplement ce qui s'est passé dans votre vie, la trahison et la manipulation dont vous avez été victime, vos désillusions, votre tristesse et votre désarroi du moment. Cela vaut le coup d'être tenté car, comme l'affirme le dicton populaire, c'est dans le besoin que l'on reconnaît ses amis.

Certains parents ou amis peuvent peut-être vous héberger temporairement, le temps de trouver une meilleure solution, d'autres vous avancer de l'argent. Mais le simple fait de vous écouter avec compassion et de vous témoigner de l'affection est déjà, en soi, inestimable.

4.3 L'aide d'un thérapeute

Au sortir d'une relation avec un PN, la victime peut se trouver dans un état de choc post traumatique. Son anxiété est très intense. Elle ressent souvent de la honte, a perdu toute confiance en elle. Elle se retrouve isolée et souvent désargentée. Son épuisement moral est extrême, parfois jusqu'aux envies de suicide. Des maladies ont pu se déclarer suite à l'effondrement des défenses immunitaires généré par le stress chronique. Elle n'a souvent plus la force de mettre en place les actions nécessaires pour se reconstruire.

Lorsqu'il y a eu harcèlement professionnel, le burn out a pu se manifester comme signal d'un épuisement physique et moral intense. Pour mémoire, le burn out se caractérise par un sentiment de fatigue intense, de perte de contrôle et d'incapacité à aboutir à des résultats concrets au travail.

Après avoir souffert si profondément, se reconstruire sera douloureux et prendra du temps. Se faire aider par un psychothérapeute qui sait de quoi il s'agit, c'est-à-dire qui connaît la perversion narcissique et ses ravages, est quasiment incontournable. L'état de choc post traumatique peut être pris en charge dans le cadre d'une thérapie appropriée. Là, il n'est pas question de s'allonger sur le divan d'un psychanalyste ou de consulter un psychiatre durant des années. Il s'agit d'entreprendre une thérapie brève, de quelques séances, mais réputée efficace en cas de traumatisme psychique : hypno-thérapie, EMDR[1] ou EFT[2], par exemple.

Le budget assez modeste que représente une telle thérapie peut être à la portée des personnes relativement désargentées.

---

[1] *Eye-Movement Desensitization and Reprocessing : nouvelle approche de psychothérapie utilisant la stimulation sensorielle des deux côtés du corps, soit par le mouvement des yeux soit par des stimuli auditifs ou cutanés, pour induire une résolution rapide des symptômes liés à des événements du passé.*

[2] *Emotional Freedom Techniques : nouvelle approche de psychothérapie utilisant une forme d'acupression pour libérer les émotions négatives.*

Indépendamment du type de thérapie choisi, l'écoute et l'empathie du thérapeute jouent un rôle essentiel pour que la victime ait la possibilité et l'envie de faire connaître son histoire, qu'elle puisse désigner la relation toxique qu'elle a subie comme étant à l'origine de sa souffrance, et qu'elle sente que le préjudice qui lui a été infligé est sincèrement et objectivement reconnu.

Sans accompagnement thérapeutique, il faut avoir conscience que le travail de reconstruction psychique d'une victime pourra durer plusieurs années, parfois plus longtemps qu'en cas de deuil d'un être cher !

4.4 Le développement personnel

Au-delà d'une véritable thérapie dont vous pouvez effectivement avoir besoin pour nettoyer les séquelles toxiques d'une relation avec un PN, il est essentiel de cerner les causes et de tirer les leçons de cette douloureuse expérience afin d'en ressortir plus fort et, si possible, plus serein. En d'autres termes, un bilan de ce qui s'est passé et une bonne introspection sont nécessaires pour mieux se connaître et faire en sorte de ne plus tomber dans le même piège. Cette démarche salutaire s'appelle communément « le développement personnel ».

De mon point de vue, le développement personnel est une démarche recommandable à tout individu cherchant à bien mener sa vie dans un objectif d'épanouissement et d'accomplissement de lui-même. A la suite d'un traumatisme psychique, et dans la mesure où les impacts délétères ont déjà été conscientisés et convenablement soignés ou atténués, cette démarche me semble particulièrement indiquée pour reprendre sa vie en main dans un sens reconstructif.

L'idée n'est jamais de se sentir coupable ou honteux de ce que l'on a subi. Bien au contraire, la démarche de développement personnel va consister à restaurer la confiance en soi et en la vie, à considérer les événements douloureux du passé comme des messages utiles pour grandir et une occasion de s'aimer soi-même davantage.

Les méthodes de développement personnel sont nombreuses et c'est à chacun de sentir celle qui va le mieux lui convenir, qu'il s'agisse de lectures, de stages, de séances de sophrologie, de relaxation ou de méditation… le tout accompagné d'une vraie réflexion personnelle sur ce qui s'est passé avant et pendant la relation avec le PN et sur les conséquences, négatives mais aussi positives, de celle-ci sur sa vie d'aujourd'hui. Rien ne remplace en effet la réflexion personnelle car, si vous ne le faites pas, personne ne le fera à votre place, et vous seul savez précisément comment les faits se sont déroulés et comment vous les avez ressentis.

Aussi surprenant que cela puisse paraître, avoir été la victime d'un PN, au travail ou dans sa vie privée, est de bon augure dans le sens où cela veut dire qu'il y a quelque chose chez vous qui suscite l'envie. A ses yeux, vous êtes tout l'inverse d'un « vilain petit canard » ! Est-ce votre façon d'être (entrain, dynamisme, optimisme, joie de vivre…), une ou plusieurs compétences que vous possédez (intellectuelles, techniques, manuelles, artistiques, sportives, relationnelles…), vos biens matériels et gains financiers ou un mélange de tout cela qui l'ont attiré vers vous ? Soyez de toute façon convaincu que, de par son narcissisme démesuré, le PN a besoin que vous soyez quelqu'un d'enviable pour être attiré par vous. Si vous n'en n'étiez pas conscient, à présent et grâce à lui, vous l'êtes !

Le revers de la médaille est que, puisque vous avez survécu à cette relation toxique et mortifère, et même si vous vous sentez affaibli ou appauvri, vous êtes probablement toujours quelqu'un qui fait envie. Vous êtes donc toujours une belle proie potentielle pour les PN. Alors il est très important pour vous d'en prendre conscience, non pas pour vivre dans la peur mais, au contraire, pour renforcer votre aptitude à les détecter, à les éviter et, si nécessaire, à les affronter en gardant le contrôle de la situation.

Soigner sa naïveté

« Tout le monde il est beau, tout le monde il est gentil ». Oui… mais non ! Peut-être avez-vous été jusqu'à présent quelqu'un d'excessivement optimiste ou trop naïf ? Si c'est le cas, voyez la vie et les gens de façon plus réaliste. Remémorez-vous des contes, des fables ou des comédies de Molière : « *Cendrillon* », « *Blanche Neige* », « *Le Loup et l'Agneau* », « *Le Corbeau et le Renard* », « *Tartuffe* », etc. Tous ces récits métaphoriques racontent la vraie vie. Développez votre lucidité et votre clairvoyance pour éviter de retomber dans le piège d'un loup se faisant passer pour un agneau ! Prenez le temps d'observer ce que les gens vous cachent au-delà des apparences qu'ils veulent vous faire prendre pour des réalités ! Ne donnez pas de circonstances atténuantes aux gens qui sont purement et simplement méchants et qui ne cherchent qu'à profiter de votre gentillesse !

En résumé, cessez de regarder la vie au travers du prisme de vos lunettes roses !

S'aimer en grand sans concessions excessives

« Charité bien ordonnée commence par soi-même ». Peut-être avez-vous tendance à vous sous-estimer, à vous effacer, à vous culpabiliser pour peu de choses, à chercher à tout prix à faire plaisir aux autres parfois à votre détriment, à donner trop facilement aux autres ce qui vous appartient… L'altruisme est une qualité mais jusqu'à un certain point seulement. Essayez de réviser les tendances excessivement altruistes qui ne sont pas bonnes pour vous. Aimez-vous en plus grand et n'occultez plus vos désirs profonds pour faire passer ceux des autres en priorité. La priorité désormais, c'est vous ! Sans devenir égocentrique pour autant, cela va sans dire.

Sélectionner ce qui fait vraiment du bien

Une vie heureuse repose sur une bonne connaissance de soi, condition sine qua non qui vous permet de vous entourer le plus possible de ce qui vous fait du bien et de pratiquer régulièrement des activités qui vous ressourcent. Soyez davantage à l'écoute de vos intuitions et de vos ressentis pour sélectionner les fréquentations et les activités qui sont positives pour vous, et écarter au maximum de votre vie les personnes et les choses qui vous contrarient. Recherchez la fréquentation des personnes positives et empathiques, et fuyez les autres. Pratiquez régulièrement toutes les activités qui vous font du bien (sports, loisirs, arts…), notamment et surtout celles que vous aviez arrêtées à cause d'un lien avec une personne toxique.

Apprendre à communiquer avec un PN

De façon générale, toute personne a intérêt à améliorer sa façon de communiquer pour être mieux entendue, mieux comprise et avoir des relations plus agréables avec les autres. Pour la personne qui a été en relation avec un PN et qui l'est peut-être encore aujourd'hui (son ex-conjoint, par exemple), mais aussi pour chacun d'entre nous, il me semble important de savoir communiquer avec un PN car ces individus-là sont suffisamment nombreux et présents un peu partout dans la société pour qu'on les (re)croise un jour ou l'autre.

Quand on communique avec un PN, il faut savoir se protéger des coups sournois qu'il est susceptible de vouloir vous porter. Pour cela, il faut savoir élaguer ses propos pour les réduire au strict minimum : énoncer les choses de façon concise et purement factuelle, sans montrer d'émotions ni exprimer de sentiments, ne pas justifier ses choix ou ses décisions, éviter de reparler des faits qui se sont passés avec lui, ne pas leur chercher d'explications logiques (ni gober celles qu'il tente de donner), se recentrer sur les faits présents et, surtout, ne jamais lui dévoiler ses projets ou intentions.

Imaginez-vous dans la peau d'un robot froid et insensible, programmé pour agir d'une certaine façon sans possibilités d'adaptation, et restez invariablement sur cette ligne de conduite.

Oubliez votre envie d'être sincère et de lui dire la vérité. Le PN ignore ce qu'est la sincérité et se contrefiche de vous dire la vérité. Alors, sans scrupule, faites exactement avec lui ce qu'il fait avec vous : dissimulez, trichez, mentez. Protégez-vous !

Ne cherchez pas d'excuses au PN. Certes, c'est un être humain qui a, comme toute personne, des circonstances atténuantes à agir comme il le fait. Mais, même si certaines circonstances de son enfance l'ont fait souffrir, le fait est qu'il lui manque aujourd'hui une composante essentielle : l'humanité ! Or, si vous n'êtes pas PN, vous risquez d'excuser certains de ses comportements en lui prêtant une humanité dont il est totalement dénué, et vous allez vous tromper ! Vous allez en réalité projeter ce que vous êtes - quelqu'un d'humain, d'empathique, doté de moralité - sur lui, alors qu'il est totalement dépourvu d'empathie et de moralité. Votre jugement sera donc faussé et les excuses que vous lui donnerez lui permettront de continuer de vous faire souffrir en toute impunité. Est-ce cela que vous souhaitez ?

Pour les mêmes raisons, ne cherchez jamais à obtenir le repentir d'un PN. Admettez une bonne fois pour toutes que cet individu se réjouit du mal qu'il vous fait !

Une dernière chose très importante : ne l'attaquez jamais en face en le critiquant ou en le rabaissant, et ne cherchez jamais à vous venger vous-même de ce qu'il vous a fait. Ces deux erreurs constituent une totale perte de temps car le PN ne se départit jamais de son sentiment de supériorité ni de son besoin d'avoir toujours le dernier mot. Et surtout, elles pourraient vous coûter extrêmement cher car un PN attaqué dans son amour propre peut devenir extrêmement dangereux et passer à des actes de violence incontrôlée pouvant aller jusqu'au meurtre. Méfiance !

Travailler son assertivité

L'assertivité est la caractéristique d'une personne qui sait exprimer son point de vue sans anxiété particulière et sans nier celui des autres. C'est aussi le fait de savoir exprimer et défendre ses droits. Grâce à un comportement assertif, aussi bien dans le monde du travail que dans la vie privée, il est possible de répondre favorablement à la satisfaction de nos besoins fondamentaux : être aimé, être reconnu et se sentir compétent. On parvient ainsi à limiter les frustrations, les sensations de manque, et à gérer les émotions négatives.

Derrière le manque d'assertivité se cachent une peur sociale et une difficulté à gérer sa communication et ses relations. La personne en manque d'assertivité développe des comportements tels que la fuite, la passivité ou l'agressivité-manipulation qui traduisent ses peurs et ses difficultés relationnelles, et sont sources d'échecs et de conflits.

Pour être plus assertif, il s'agit en particulier de vaincre la peur sociale. Cette émotion ne peut disparaître que dans l'affrontement, la confrontation, l'acclimatation progressive et surtout pas dans l'évitement. Si vous manquez d'assertivité, essayez donc d'affronter les situations difficiles par étapes, afin d'engranger de petits succès qui iront crescendo et feront reculer cette peur au profit d'un sentiment grandissant de réussite.

Il s'agira également de travailler votre intelligence relationnelle : essayez de vous affirmer davantage en exprimant tranquillement vos valeurs, vos émotions, vos attentes, et entraînez-vous à vous écouter vous-même tout en écoutant l'autre. Cette intelligence relationnelle est la clé pour limiter les conflits ou les gérer au mieux par la négociation et la concertation.

Apprendre à choisir ses partenaires

Si vous avez attiré à vous un ou plusieurs PN au cours de votre vie, c'est que quelque chose en vous est attirant à leurs yeux. Comme nous l'avons évoqué précédemment, le PN choisit des proies qui présentent généralement des traits communs, et qui sont souvent sur de nombreux aspects exactement l'inverse de lui. Elles peuvent notamment avoir un sens moral élevé, des qualités telles que l'altruisme, la sincérité, l'honnêteté, l'empathie, et elles ont souvent une grande sensibilité. Si vous pensez ressembler à la proie idéale, il est probable que vous risquez d'attirer vers vous des personnes amorales, égocentriques, menteuses, manipulatrices, malhonnêtes, insensibles aux autres et, finalement, assez peu fréquentables. Prenez donc conscience de cet état de fait et tirez en les conséquences lorsque vous choisissez vos partenaires, que ce soit au travail ou dans votre vie privée.

Dans le domaine sentimental, évitez de rechercher des partenaires qui soient le contraire de vous en pensant ainsi mettre de l'équilibre dans votre vie. C'est en attendant de l'autre qu'il nous procure ce qu'il nous manque que nous faisons souvent le mauvais choix. Au lieu de prendre les rênes de notre vie et de notre bonheur, nous déléguons cette responsabilité à l'autre et nous restons tel un enfant dépendant et effrayé dans un corps d'adulte.

En prenant le parti inverse, celui de vous équilibrer vous-même par le développement personnel et la quête de votre épanouissement, vous devenez une personne autonome, soucieuse de le rester, et laissez peu de prise aux projets des pervers narcissiques. Cet équilibre et cette estime de soi sont de très bons boucliers contre les personnes toxiques, qui cherchent chez l'autre une faille narcissique dans laquelle s'engouffrer.

Moins vous êtes dépendant de l'autre et plus vous avez de chances de rencontrer un partenaire capable de construire avec vous une relation saine et satisfaisante.

CHAPITRE 5

Traduire le pervers narcissique en justice

Si vous êtes ou avez été victime des agissements d'un PN, peut-être avez-vous juste envie de tourner cette douloureuse page de votre existence, de vous reconstruire et de passer à autre chose. C'est ce que de nombreuses victimes font et c'est compréhensible à plus d'un titre. Au sortir d'une relation toxique, la victime est en effet affaiblie voire épuisée moralement, parfois en mauvais état de santé, et souvent désargentée. Pour essayer d'obtenir réparation des préjudices subis, il faut avoir les ressources morales, physiques et financières qui vont permettre de se battre avec l'aide d'un avocat pour faire valoir ses droits devant la justice. Or, l'une ou l'autre de ces ressources, en la circonstance, fait souvent défaut.

Il se peut aussi que la victime ait des scrupules, des réticences ou des peurs à l'idée d'entamer une action en justice. Parmi les peurs, il y a la crainte des représailles du PN et, en l'occurrence, cette crainte est fondée car le PN ne se laisse jamais humilier par quiconque sans chercher à se venger. Il y a également la crainte de perdre son procès faute de preuves suffisantes, et cette crainte-là, malheureusement, est tout aussi fondée. La justice se base sur des faits, non sur des ressentis, et les faits que vous reprochez au PN doivent être prouvés. Or, le PN a la spécificité de ne laisser quasiment aucune trace de ses méfaits et, lorsqu'il en a laissé, il a l'aptitude de brouiller les pistes et de convaincre ses détracteurs de son innocence voire de son statut de victime. Pour que la police ou la justice ne se doutent pas du calvaire enduré par la véritable victime, le PN pleurniche sur son sort et joue la comédie. Il parvient à retourner les situations pour que ce soit lui que l'on prenne en pitié. Lorsqu'il joue ce jeu-là, il peut tromper n'importe quel policier, juge ou avocat, à l'exception de ceux qui sont bien au fait de l'existence des PN et de leurs comportements manipulateurs, mais ceux-là sont encore bien peu nombreux, malheureusement !

Dans ces conditions, inutile de dire que vous devez en effet détenir les preuves suffisantes des faits que vous reprochez au PN pour pouvoir le traduire en justice et avoir quelque chance de gagner votre procès. En outre, il faut évidemment que ces faits soient répréhensibles, ce qu'il convient de vérifier auprès d'un avocat.

5.1 Le choix et les conseils d'un avocat

Avant toute démarche judiciaire, constituez-vous un dossier complet réunissant tous les éléments de preuves de ce qu'il vous a fait. Si vous deviez entamer une procédure, votre avocat saura vous donner la liste des pièces complémentaires qu'il aimerait détenir pour pouvoir vous défendre au mieux de vos intérêts, notamment les témoignages des personnes (collègues, parents, voisins, amis…) qui ont pu constater certains faits et attester que ce que vous prétendez est vrai, ou les attestations de médecins qui vous ont examiné ou suivi pour des pathologies en lien avec l'affaire qui vous oppose au PN (constats de coups et blessures, suivi pour dépression...).

Avec le dossier que vous vous êtes constitué, la première chose à faire est donc de consulter un avocat qui pourra vous informer sur vos droits et vous conseiller sur l'opportunité de poursuivre ou pas le PN devant la justice afin d'obtenir réparation des préjudices que vous considérez avoir subis. Choisissez-en un(e) qui soit spécialisé(e) dans la défense de dossiers similaires au vôtre (droit de la famille, droit du travail, droit pénal...). Sachez que certains sites web donnent des listes d'avocats capables de plaider des affaires impliquant des PN. Certains avocats en ont même fait leur spécialité. De mon point de vue, il est largement préférable de choisir l'un d'eux plutôt que de recourir aux services d'un avocat novice qui risque de découvrir à votre détriment la ruse dont saura faire preuve votre adversaire. Ayez en tête que les PN sont souvent procéduriers et que lorsqu'ils se sentent menacés par une action en justice, ils savent généralement choisir le bon avocat pour les défendre, à savoir celui qui se laissera manipuler par leurs discours trompeurs et leurs arguments fallacieux, ou l'avocat pervers narcissique (lui aussi) capable de se battre pour faire triompher son client au mépris de toute éthique.

Dès votre premier rendez-vous avec un avocat, et si vous décidez d'intenter une action en justice, vérifiez qu'il a les connaissances et l'expérience requises pour vous défendre contre un PN. Dans le cas contraire, je vous conseille d'en chercher un autre. Sinon, vous risquez d'aller droit dans le mur.

5.2 Des actes répréhensibles

Comme je l'ai mentionné tout au long de ces pages, les préjudices causés par une relation prolongée avec un PN peuvent être multiples, tout autant que les dommages collatéraux subis par l'entourage de la victime. Ces préjudices peuvent être d'ordre moral, matériel ou financier, avec souvent des conséquences délétères sur la santé. Outre le harcèlement qui peut pousser la victime jusqu'au suicide, je pense en particulier aux escroqueries financières, notamment au sein du couple, et à toutes les formes de tromperie, d'arnaque et de fraude dont savent se rendre coupables les PN lorsqu'ils se font passer auprès de leur employeur, de leur conjoint, de leur famille ou de leurs amis pour ce qu'ils ne sont pas. Les exemples ne manquent pas : chèques sans provision, détournements d'argent, arnaques commerciales en tous genres, abus de confiance, abus de faiblesse, fausses signatures, CV mensongers, documents falsifiés, plagiats, usurpations d'identité, double vie... Je pense aussi aux violences conjugales : coups et blessures, viols, tentatives de viols et autres passages à l'acte dont se rendent coupables les PN lorsqu'ils ne maîtrisent plus leurs pulsions haineuses et destructrices.

Si vous êtes en couple avec un PN qui vous violente ou vous harcèle, ou si vous l'avez été et que cet individu continue de vous nuire, qu'il s'agisse de violences physiques, de menaces, de non-respect du droit de garde des enfants ou de mauvais traitements infligés à vos enfants, le bon réflexe peut consister à porter plainte auprès de la police ou de la gendarmerie. Vous avez intérêt à déposer plainte tout de suite après les faits, ce qui permet à la justice de prendre des mesures immédiates pour assurer votre sécurité et celle de vos enfants. Vous pouvez obtenir une copie de votre plainte. Cette plainte enclenche une action judiciaire et peut aboutir à la condamnation pénale de l'auteur des violences.

Si vous ne souhaitez pas porter plainte immédiatement, faites au moins consigner les faits au commissariat de police sur le « registre de main courante » ou auprès d'une brigade de gendarmerie sur un « procès-verbal de renseignement judiciaire ». Conservez-en une copie, la date et le numéro d'enregistrement. Cette formalité n'entraînera pas systématiquement de poursuites judiciaires contre votre agresseur. Elle sera cependant utile si vous décidez plus tard de porter plainte, de divorcer ou de vous séparer.

Dans les cas de violences conjugales faites aux femmes, celles-ci peuvent contacter le 3919[3] pour se faire aider et conseiller.

Sachez qu'une victime de violences conjugales peut quitter le domicile avec ses enfants. Pour empêcher que ce départ ne lui soit reproché, la victime peut déposer une main courante au commissariat de police ou à la brigade de gendarmerie de son choix. Le fait de subir des violences suffit à justifier le départ du domicile.

Mon propos n'est pas de passer en revue tous les cas de figure, bien trop nombreux pour être appréhendés ici. C'est aux magistrats du parquet puis au juge qu'il revient d'examiner les faits et de les qualifier en référence au droit en vigueur.

---

[3] *Numéro d'écoute national destiné aux femmes victimes de violences, à leur entourage et aux professionnels concernés. Appel anonyme et gratuit 7 jours sur 7.*

Toutefois, j'aimerais m'attarder un peu sur un aspect très caractéristique de la relation entre un PN et sa victime, à savoir le harcèlement, et inciter les victimes à traduire leur bourreau devant la justice afin de faire reconnaître le préjudice qu'elles ont subi et d'obtenir réparation.

Si vous avez été harcelé par un PN et que, par chance, vous en êtes sorti, vous savez à présent que cet individu est conscient du mal qu'il vous a fait et qu'il est pleinement responsable de ses actes. Vous avez été maltraité, abusé, trahi. Vous en gardez très probablement des séquelles, plus ou moins lourdes. Ce qu'il vous a fait ne s'effacera jamais complètement de votre mémoire et laissera des traces inconscientes, nuisibles à votre épanouissement. Alors il ne tient qu'à vous, si vous détenez des preuves tangibles de ce qu'il vous a fait, de le traduire en justice pour que le préjudice que vous avez subi soit dénoncé et son auteur sanctionné.

Ayez en tête le principe général de droit nommé « prescription » qui désigne la durée au-delà de laquelle une action en justice, civile ou pénale, n'est plus recevable. Actuellement, le délai de prescription en matière de harcèlement moral ou sexuel au travail est de cinq ans en cas d'action devant le conseil de prud'hommes et de six ans devant le juge pénal.

Il commence à partir de l'acte le plus récent de harcèlement (geste, propos, appel téléphonique, lettre, mail, sms…). La justice prendra en compte l'ensemble des actes commis précédemment. Le délai de prescription est également de six ans pour les délits commis au sein du couple tels que les violences (y compris psychologiques) commises par le conjoint, concubin ou partenaire de pacs, les agressions sexuelles autres que le viol (attouchements, baisers forcés…), les menaces de meurtre, de viol ou d'agression sexuelle.

Selon moi, la juste place du PN est en détention. Plus exactement, je pense qu'il devrait être condamné à effectuer sous la contrainte des travaux d'utilité collective et autres tâches qu'il se plaît d'habitude à faire faire par les autres… Souvenons-nous, le PN a toujours besoin d'une proie à maltraiter. Dès qu'une proie le lâche ou ne l'intéresse plus, il en investit une autre. Tant qu'il a la liberté d'agir à sa guise, il continue de nuire à quelqu'un. On pourrait le qualifier de délinquant multirécidiviste ou de malfaiteur en série. Quand il ne passe pas purement et simplement à l'acte criminel. Alors je pense sincèrement que mettre le PN en détention tout en l'obligeant à travailler constituerait une œuvre utile à la collectivité.

Les PN savent parfaitement que la loi existe, mais ils éprouvent un plaisir certain à la transgresser. Tant que leurs victimes les laissent agir sans réclamer réparation à la justice, les PN ont la vie facile et ils continuent de sévir tout au long de leur vie en toute impunité. Il me semble d'un grand intérêt, à la fois pour les victimes et pour la société dans son ensemble, de traduire les PN en justice et de leur demander de répondre de leurs actes. Même si l'individu PN soumis à une forte amende ou remis en liberté après un éventuel emprisonnement récidivera très probablement puisqu'étant incapable de se repentir et de se bonifier, le fait d'avoir été jugé et condamné pour ses agissements peut contribuer à calmer ses ardeurs perverses, au moins pour quelque temps, par appréhension de devoir une nouvelle fois répondre de ses actes et d'être de nouveau sanctionné.

De nombreux ouvrages et sites internet sont consacrés au harcèlement, notamment des sites officiels gouvernementaux. Et de nombreuses associations existent pour porter assistance aux victimes de harcèlement. Cette abondance d'information et de mouvements associatifs me semble révélatrice de l'ampleur de ce fléau dans notre société.

Si vous pensez être ou avoir été victime d'agissements constitutifs d'un harcèlement moral ou sexuel au travail ou de violences au sein de votre couple, je vous invite à consulter les dispositions légales en vigueur que j'ai regroupées en annexe à votre attention. Actuellement, les peines encourues par les auteurs de tels faits sont relativement importantes puisqu'il s'agit, selon la nature des faits, de peines de prison allant de un à cinq ans et d'amendes allant de 15 000 à 75 000 € (hormis certaines violences physiques et menaces de mort, plus lourdement sanctionnées). Etant donné que celles-ci peuvent évoluer, rien ne remplace la consultation d'un avocat dont les conseils seront basés sur les derniers textes publiés au Journal Officiel.

5.3 Un avant-après 2017 en matière de harcèlement

En France et dans le monde occidental, il y aura un avant-après 2017 en matière de dénonciation médiatique du délit que constitue le harcèlement sexuel, avec l'éclosion de l'affaire Harvey Weinstein. Cette affaire - qui a fait grand bruit - aura permis aux médias, au grand public et aux sociétés occidentales dans leur ensemble de mieux mesurer l'ampleur du problème. Mais il y a encore, me semble-t-il, beaucoup de chemin à parcourir en matière de prise de conscience individuelle et collective, et de prise en considération réelle par la justice.

Je pense que le harcèlement sexuel est encore largement minimisé quant à sa gravité, comme s'il s'agissait d'une simple faiblesse humaine. De nombreuses personnes continuent de mettre cette forme de harcèlement sur le compte d'une tentation mal maîtrisée. La chair est faible, pense-t-on. J'ai un point de vue très différent sur la question puisque je vois ce harcèlement comme une forme de déviance consistant à jeter son dévolu sur une proie, pour laquelle les sentiments n'existent pas et dont le consentement n'est pas recherché, mais qui doit au contraire se soumettre coûte que coûte et « passer à la casserole » comme un objet consommable. Sans prétendre que tous les auteurs de harcèlement sexuel soient nécessairement PN, ne reconnaît-on pas là le narcissisme pathologique et le comportement de prédateur amoral de l'individu PN à qui personne ne doit oser résister sauf à subir de dangereuses représailles ? Le harceleur voit bel et bien sa victime comme un objet, rien de plus. Il agit sans sentiment ni empathie. Il cherche seulement à satisfaire les caprices de son égo démesuré, et use de moyens déloyaux (son pouvoir, son autorité, son ascendant) pour parvenir à ses fins. Tout est dit.

Pourquoi les médias destinés au grand public ne présentent-ils pas les choses de cette manière ? Pourquoi se contente-t-on de traiter les harceleurs de « porcs » ? Traiter quelqu'un de « porc » est une insulte répondant à la violence et à la haine (celles du harceleur) par de la violence verbale et une autre forme de haine. L'insulte est un défoulement qui ne contribue en rien à décrire le problème ni à le résoudre. Elle abaisse le niveau du débat plutôt que de l'élever. Elle ne fait progresser ni les connaissances ni les mentalités sur le phénomène pervers en expansion dans nos sociétés dites « développées ».

Cela étant, le hashtag "#balancetonporc" lancé sur Twitter aura tout de même eu le mérite de briser l'omerta qui durait depuis bien trop longtemps. De nombreuses femmes ont répondu à cet appel et témoigné de situations de harcèlement et d'agressions sexuelles qu'elles avaient subies dans le cadre de leur profession. Les connaissances et les mentalités n'étaient apparemment pas prêtes pour que les faits soient nommés et dénoncés autrement. Ce n'est que le début d'une prise de conscience collective mais un long chemin reste encore à parcourir.

Pour ce qui concerne la protection juridique des victimes de harcèlement, l'affaire Weinstein aura tout de même eu en France un véritable impact avec l'adoption de la loi du 3 août 2018 renforçant la lutte contre les violences sexuelles et sexistes. Cette loi modifie notamment les éléments constitutifs du harcèlement sexuel et moral (articles 222-33 et 222-33-2 du Code pénal) en précisant que la répétition nécessaire à la reconnaissance de cette infraction peut être le fait de plusieurs personnes, agissant ou non de façon concertée.

L'omerta est-elle totalement brisée pour autant ? Pas vraiment puisqu'elle règne encore fortement dans les milieux professionnels dans les cas de harcèlement, d'agression sexuelle ou de viol. Marie Pezé, docteur en psychologie, psychanalyste et expert auprès de la Cour d'appel de Versailles, explique que « trop souvent, le harcèlement sexuel au travail est vécu comme une affaire privée ou personnelle. C'est aux femmes de se débrouiller seules pour se sortir de ces situations, alors qu'il existe un cadre légal très solide ». Ce à quoi j'ajouterai : ne dit-on pas « courage fuyons ! » ?

Et qu'en est-il des peines prononcées par la justice lorsque, selon l'expression consacrée par les médias, la victime « balance son porc » ? D'après Laure Ignace, juriste de l'Association européenne contre les Violences faites aux Femmes au Travail, 94 % des plaintes seraient encore classées sans suite ou ne donneraient pas lieu à une condamnation.

Alors oui, dans la conscience collective, les choses ont changé en 2017. Les harceleurs risquent désormais d'avoir une vie un peu plus compliquée. Mais le chemin est encore long avant que les faits de harcèlement ne soient identifiés par tout un chacun comme des actes pervers, que l'ensemble des juges ne les reconnaissent comme tels et ne prononcent des peines suffisamment lourdes pour dissuader leurs auteurs.

CHAPITRE 6

Vers une société plus solidaire et plus humaine : collaboration ou résistance ?

Au travers de cet ouvrage que j'ai choisi de consacrer à un sujet de société pour le moins préoccupant et douloureux, j'aimerais apporter des éléments de réponse à la question : comment agir dans une optique plus collective et plus globale pour barrer la route aux pervers narcissiques et rendre ainsi notre société moins inhumaine, plus juste et plus solidaire au regard de cette problématique qui nous concerne tous ?

Je commencerai par un conseil en forme de prière adressée à tous mes lecteurs : ne jamais accepter de se rendre complice d'un individu pervers narcissique. Comme vous l'avez compris, l'individu pervers narcissique, même s'il n'en paraît rien, est totalement dépendant des autres tel un nourrisson incapable de survivre sans la nourriture et les bons soins prodigués par ses parents. Le pervers narcissique ne peut accomplir ses méfaits qu'avec l'aide – complicité active - ou la bienveillance – complicité passive – de personnes qu'il manipule et instrumentalise comme de simples objets ou moyens d'action, et ces personnes sont souvent des parents, des amis ou des collègues de travail. Aussi, le fait de savoir que l'on a affaire à un individu pervers narcissique et de faire semblant de l'ignorer en agissant avec lui comme si de rien n'était est, de mon point de vue, une forme de complicité qui lui donne plus de facilité à sévir. Cela ne me semble pas juste.

N'oublions pas que le pervers narcissique, tel un parasite, se nourrit de la substance que nous lui offrons. Si vous lui offrez de bons sentiments, vous renforcez la très haute idée qu'il se fait de lui-même : ces sentiments, il les mérite ! Vous les lui devez ! Il les prendra sans vous rendre la pareille, sauf à vous faire croire le contraire par de faux sentiments parfaitement simulés. Si vous lui offrez du confort matériel ou de l'argent, il le prendra de la même manière, sans retenue, sans gratitude ni remerciements authentiques !

Pour être plus explicite, si vous avez un lien de parenté avec un pervers narcissique – qui peut être l'un de vos grands-parents, votre père, votre mère, votre frère, votre sœur, etc. -, bien entendu vous n'y pouvez rien. Par contre, vous n'êtes pas obligé de l'aider par de délicates attentions ni d'une quelconque autre manière (exemples : hébergement gratuit, aide financière, dons…). Vous savez que cet individu, derrière le masque qu'il vous montre, est un profiteur sans scrupule. Il est indifférent à ce qu'il vous arrive. Il vous trompe, vous ment et vous exploite autant que n'importe quelle autre personne, même s'il essaie de vous faire croire le contraire. Rappelez-vous que seuls comptent ses intérêts personnels, même à votre détriment. Alors rien ne vous contraint à faire preuve d'une bienveillance particulière à son égard. Il ne tient qu'à vous de réduire vos liens au strict minimum. En entretenant affectueusement vos liens, vous ne faites qu'entrer dans son jeu pervers, vous devenez son complice et, grâce à vous et à d'autres complices, il peut continuer de sévir en toute tranquillité.

De même, si vous êtes l'ami(e) d'un individu pervers narcissique et que vous découvrez aujourd'hui cet état de fait, rien ne vous oblige à cultiver ce lien. Un autre choix est possible. Bien sûr, si vous décidez d'interrompre ce lien, il faudra éviter de vous justifier, tout simplement pour vous préserver des représailles. Mieux vaut ne jamais se justifier avec ce type d'individu, ou bien invoquer un faux prétexte : contraintes d'emploi du temps, problèmes personnels…

Si vous avez une relation de travail avec un pervers narcissique, vous ne l'avez souvent pas choisi et vous n'avez pas forcément de latitude pour vous défaire de ce lien. Dans ce cas, vous avez au moins la possibilité de restreindre vos relations en les réduisant à leur plus simple expression, celle que votre travail exige. Boulot-boulot ! Là non plus, vous ne devrez pas justifier votre éventuel changement d'attitude à son égard, sauf à courir le risque de ses velléités de vengeance. Vous pourrez lui faire croire que rien n'a changé et, même s'il a du mal à vous croire, peu vous importe, l'essentiel étant qu'il vous fiche la paix !

En résumé, si chacun de nous faisait l'effort d'assécher ses liens avec les pervers narcissiques, c'est-à-dire de cesser de les nourrir d'affection – qu'ils ne méritent pas ! - et de ne leur dispenser aucune forme de soutien, voire d'interrompre ces liens lorsque c'est possible, ces individus ne cesseraient peut-être pas de sévir, mais ils auraient plus de difficultés à le faire. Et je préfère penser que notre société se préoccupe comme il se doit des victimes des pervers narcissiques, plutôt que l'inverse. Pour tenter une métaphore, en admettant que les pervers narcissiques soient des sortes de bombes, je pense qu'une société qui boycotterait les armements limiterait, de fait, les dégâts causés par ces bombes.

Logiquement, mon ultime conseil est de privilégier une attitude solidaire à l'égard des victimes. Si vous avez repéré un pervers narcissique parmi vos relations, professionnelles ou privées, il est certain que cet individu a un souffre-douleur quelque part dans son entourage. Il peut s'agir en particulier de son conjoint ou d'un collègue de travail. Il se peut que vous connaissiez cette personne et que vous puissiez l'aider. Elle est peut-être dépressive ou en arrêt de travail suite à un burn out. Elle n'a peut-être pas encore conscience d'être la proie d'un pervers narcissique. C'est à vous d'apprécier la bonne attitude à avoir pour aider cette personne à surmonter l'épreuve qu'elle traverse ou pour l'aider à prendre conscience de ce qui ne va pas.

Les victimes des pervers narcissiques sont souvent très isolées et elles ont besoin de soutien pour pouvoir s'en sortir. Regarder passivement les choses en simple spectateur est, selon moi, une preuve d'égoïsme ou de lâcheté. Certes, le pervers narcissique est dangereux. Certes, il n'est pas question de vous jeter sans réflexion dans la gueule d'un loup. Mais vous avez peut-être une possibilité d'agir, par exemple, en incitant la personne à prendre contact avec le médecin du travail s'il s'agit d'un problème de harcèlement au travail, ou en lui donnant quelques conseils ou adresses utiles en cas de violence conjugale (consulter une association ou un avocat spécialisé, déposer une main courante, porter plainte…).

Cela s'appelle de la solidarité, rien d'autre, et notre société individualiste en a bien besoin, me semble-t-il.

Conclusion

Outre le fait d'avoir été victime à plusieurs reprises d'individus qui ont su me manipuler et faire de moi leur souffre-douleur, c'est le déficit de connaissances sur la perversion narcissique et de solutions proposées aux victimes qui m'a décidée à lancer un cri d'alarme. Je me suis trouvée extrêmement désemparée, désarmée et esseulée lorsque j'ai été confrontée à des situations de harcèlement moral en famille, en couple et dans mon travail. Très peu de personnes de mon entourage ont été en mesure de me comprendre et de m'aider véritablement à m'en sortir. Je vivais une très grande détresse, mais ma famille et nombre de mes amis étaient dans l'incapacité d'imaginer vraiment le calvaire que je vivais, tant les apparences étaient sauves à leurs yeux. Malgré mes tentatives pour expliquer les choses, tout semblait presque normal ou banal, telles les critiques que l'on peut formuler à l'égard d'un chef que l'on n'apprécie pas ou d'un conjoint avec lequel on ne s'entend plus.

Ce vécu de grande souffrance morale et d'incompréhension de l'entourage est malheureusement le lot commun des victimes des pervers narcissiques. J'ai tenté de clarifier les choses, non seulement pour que les victimes se reconnaissent, mais également pour que ceux qui n'ont pas la malchance d'en faire partie ouvrent les yeux sur la réalité de ce fléau et pour que chacun, victime ou témoin, sache réagir de la bonne manière.

Certes, les experts en psychologie, relayés par les médias et notamment internet, parlent de plus en plus de ce fléau social qu'est la perversion narcissique, et je ne peux que m'en féliciter. Mais l'usage de terminologies multiples (personnalité toxique, manipulateur, psychopathe, sociopathe...), reprises à tort et à travers dans les médias pour désigner finalement la même chose, minimise l'impact de ces efforts de communication dans la mesure où l'on ne comprend pas qu'il s'agit bien de la même chose.

Poussée par la soif de comprendre, mes recherches m'ont permis d'identifier que certains experts en psychiatrie ne reconnaissent pas l'existence des pervers narcissiques dans la mesure où ils se réfèrent aux répertoires officiels des maladies mentales, qui ne mentionnent que les « personnalités narcissiques » sans leur attribuer explicitement de dimension perverse. Ces experts nous décrivent ainsi une personne très imbue d'elle-même et égocentrique, ce qu'ils considèrent comme un simple « trouble de la personnalité ». Qui n'a pas dans son entourage quelqu'un de prétentieux et égoïste sans qu'il s'agisse pour autant d'une personnalité dangereuse et destructrice ? Si le pervers narcissique n'était que cela, je ne pense pas qu'il y aurait lieu de lui consacrer autant d'efforts de communication médiatique que ce que l'on constate aujourd'hui. Le psychanalyste Paul-Claude Racamier a bel et bien identifié la perversion narcissique dès les années 80 et l'a décrite dans toutes ses dimensions et manifestations. Je me demande ce qu'attendent les manuels de psychiatrie pour se mettre au diapason.

La résultante de cet imbroglio est que, non seulement le grand public est encore largement inconscient de l'existence des pervers narcissiques dans la société, mais que les fonctionnaires de police ou de gendarmerie ainsi que l'ensemble des magistrats chargés de faire appliquer les lois et de rendre la justice le sont tout autant. Il me semble réellement urgent de faire changer le cours des choses !

Ne nous relate-t-on pas dans les médias une foultitude de faits divers ou d'affaires sordides qui nous heurtent ou nous font froid dans le dos et que la justice ne semble pas toujours élucider ? Comment cette personne d'apparence si aimable et irréprochable pourrait-elle être l'auteur des faits sournois dont elle est suspectée alors même que ses proches prétendent catégoriquement qu'elle est incapable de les avoir commis ? Comment tel accusé que toutes les preuves accablent peut-il paraître aussi calme et indifférent face à l'horreur des faits qui lui sont reprochés ?

La dangerosité des pervers narcissiques est bien là, dans l'apparence de normalité, dans l'absence de moralité et d'affects, et dans les mensonges parfaitement assumés.

En admettant que la population française comporte 10 % d'individus pervers narcissiques, soit environ sept millions, étant donné que chacun d'eux a besoin en permanence de déverser sa haine sur quelqu'un, cela veut dire que la France compte aujourd'hui pas moins de sept millions de victimes directes, sans compter les nombreuses victimes indirectes. Ces chiffres devraient nous faire réfléchir davantage sur les moyens de faire barrage à autant d'individus dangereux dans l'intérêt de notre société déjà atteinte de nombreux maux tels que chômage, pauvreté, problèmes environnementaux et leurs conséquences sanitaires, terrorisme, insécurité et toutes les formes de délinquance, d'escroquerie et de criminalité…

La prise de conscience individuelle des problèmes posés par ce fléau social est le premier pas indispensable pour que nous puissions agir, chacun à notre niveau et dans notre domaine de responsabilité. Etre capable de reconnaître - en d'autres termes démasquer - un pervers narcissique, est le deuxième pas à franchir. Savoir l'éviter et s'en protéger constitue le troisième pas, aussi indispensable que les deux premiers. Mais, au-delà de ces recommandations individuelles, je pense que nous devrions agir de façon plus collective en évitant, chaque fois que nous le pouvons, de faciliter la tâche aux pervers narcissiques. Nous ne sommes pas obligés de succomber à leur charme de pacotille ni de les nourrir de notre affection. Leur charme extérieur n'est qu'un leurre pour mieux nous avoir dans leur poche. Cessons d'être leurs complices et d'apporter de l'eau à leur moulin !

Enfin, je m'adresse une dernière fois aux acteurs du monde de la police, de la gendarmerie et de la justice. Ils ont entre leurs mains le pouvoir de mettre au jour, de faire cesser et de sanctionner les agissements pervers dans notre société, mais ne sont pas toujours formés à les déceler. Souvent, les victimes ne sont pas prises au sérieux ou pas suffisamment entendues. Trop souvent, la mauvaise foi et les mensonges de leur bourreau sont pris pour argent comptant. La victime ne trouve pas l'aide dont elle a besoin pour se libérer de la situation d'emprise et de harcèlement dans laquelle elle est empêtrée. Lorsqu'elle cherche à obtenir réparation devant un tribunal, elle se trouve déboutée. Il me semble fondamental que tous ces fonctionnaires et magistrats bénéficient de formations adaptées pour faire en sorte que les décisions rendues dans les affaires qui opposent les pervers narcissiques à leurs victimes soient conformes à ce que la société attend : justes, et non l'inverse.

BIBLIOGRAPHIE

BARBIER Dominique, La fabrique de l'homme pervers, Paris, Odile Jacob, 2013

BOUCHOUX Jean-Charles, Les Pervers narcissiques. Qui sont-ils ? Comment fonctionnent-ils ? Comment leur échapper ?, Paris, Eyrolles, 2009

EIGUER Alberto, Le pervers narcissique et son complice, Paris, Dunod, 2012

FUKS Paul, Staline, pervers narcissique, Paris, L'Age d'Homme, 2014

HINCKER Laurent, Le harcèlement moral dans la vie privée, Une guerre qui ne dit pas son nom, Paris, L'Harmattan, 2012

HIRIGOYEN Marie-France, Le harcèlement moral. La violence perverse au quotidien, Paris, La Découverte & Syros, 1998

NAZARE-AGA Isabelle, Les manipulateurs sont parmi nous, Paris, Les Editions de l'Homme, 1997

ONFRAY Michel, La puissance d'exister : manifeste hédoniste, Paris, Grasset & Fasquelle, 2006

PETITCOLLIN Christel, Echapper aux manipulateurs, Paris, Guy Trédaniel, 2007

PLEUX Didier, De l'adulte roi à l'adulte tyran, Paris, Odile Jacob, 2012

RACAMIER Paul-Claude, Entre agonie psychique, déni psychotique et perversion narcissique, in Revue française de psychanalyse, vol. 50, n°5, 1986

RACAMIER Paul-Claude, Le Génie des origines. Psychanalyse et psychoses, Paris, Payot, 1992

REICHERT-PAGNARD Geneviève, Les relations Toxiques, Saint-Victor-d'Epine, Ideo, 2011

STEVENSON Robert Louis, L'Etrange Cas du Dr Jekyll et de Mr Hyde, Paris, Folio classique, 2003

ANNEXE HARCELEMENT

Cette annexe est une compilation des dispositions législatives françaises en vigueur en 2018 et de conseils pratiques que j'ai réalisée à partir de sites officiels pour les personnes intéressées.

I/ Harcèlement au travail

I.1. Harcèlement moral

Les dispositions du Code du travail applicables au harcèlement moral figurent dans les articles L1152-1 à L1152-6 ci-après :

Article L1152-1

Aucun salarié ne doit subir les agissements répétés de harcèlement moral qui ont pour objet ou pour effet une dégradation de ses conditions de travail susceptible de porter atteinte à ses droits et à sa dignité, d'altérer sa santé physique ou mentale ou de compromettre son avenir professionnel.

NB : les agissements répétés constitutifs d'un harcèlement moral peuvent se manifester de diverses façons, telles que :
- critiques incessantes, sarcasmes répétés
- brimades, humiliations

- propos calomnieux, insultes, menaces
- conditions de travail dégradantes
- mise au placard, refus de toute communication
- absence de consignes ou consignes contradictoires
- privation de travail ou charge de travail abusivement élevée
- tâches dépourvues de sens ou sans rapport avec les fonctions.

Article L1152-2

Aucun salarié ne peut être sanctionné, licencié ou faire l'objet d'une mesure discriminatoire, directe ou indirecte, notamment en matière de rémunération, de formation, de reclassement, d'affectation, de qualification, de classification, de promotion professionnelle, de mutation ou de renouvellement de contrat pour avoir subi ou refusé de subir des agissements répétés de harcèlement moral ou pour avoir témoigné de tels agissements ou les avoir relatés.

Article L1152-3

Toute rupture du contrat de travail intervenue en méconnaissance des dispositions des articles L. 1152-1 et L. 1152-2, toute disposition ou tout acte contraire est nul.

Article L1152-4

L'employeur prend toutes dispositions nécessaires en vue de prévenir les agissements de harcèlement moral.

Article L1152-5

Tout salarié ayant procédé à des agissements de harcèlement moral est passible d'une sanction disciplinaire.

Article L1152-6

Une procédure de médiation peut être mise en œuvre par toute personne de l'entreprise s'estimant victime de harcèlement moral ou par la personne mise en cause.

Le choix du médiateur fait l'objet d'un accord entre les parties.

Le médiateur s'informe de l'état des relations entre les parties. Il tente de les concilier et leur soumet des propositions qu'il consigne par écrit en vue de mettre fin au harcèlement.

Lorsque la conciliation échoue, le médiateur informe les parties des éventuelles sanctions encourues et des garanties procédurales prévues en faveur de la victime.

L'article 222-33-2-2 du Code pénal énonce les sanctions encourues en cas de harcèlement moral :

Le fait de harceler une personne par des propos ou comportements répétés ayant pour objet ou pour effet une dégradation de ses conditions de vie se traduisant par une altération de sa santé physique ou mentale est puni d'un an d'emprisonnement et de 15 000 € d'amende lorsque ces faits ont causé une incapacité totale de travail inférieure ou égale à huit jours ou n'ont entraîné aucune incapacité de travail.

L'infraction est également constituée :

a) Lorsque ces propos ou comportements sont imposés à une même victime par plusieurs personnes, de manière concertée ou à l'instigation de l'une d'elles, alors même que chacune de ces personnes n'a pas agi de façon répétée

b) Lorsque ces propos ou comportements sont imposés à une même victime, successivement, par plusieurs personnes qui, même en l'absence de concertation, savent que ces propos ou comportements caractérisent une répétition.

Les faits de harcèlement moral sont punis de deux ans d'emprisonnement et de 30 000 € d'amende :

1° Lorsqu'ils ont causé une incapacité totale de travail supérieure à huit jours ;

2° Lorsqu'ils ont été commis sur un mineur de 15 ans ;

3° Lorsqu'ils ont été commis sur une personne dont la particulière vulnérabilité, due à son âge, à une maladie, à une infirmité, à une déficience physique ou psychique ou à un état de grossesse, est apparente ou connue de leur auteur ;

4° Lorsqu'ils ont été commis par l'utilisation d'un service de communication au public en ligne ou par le biais d'un support numérique ou électronique ;

5° Lorsqu'un mineur était présent et y a assisté.

Les faits mentionnés aux alinéas 1° à 4°.sont punis de trois ans d'emprisonnement et de 45 000 € d'amende lorsqu'ils sont commis dans deux des circonstances mentionnées aux 1° à 5°.

I.2. Harcèlement sexuel

Les dispositions du Code du travail applicables au harcèlement sexuel figurent dans les articles L1153-1 à L1153-6 ci-après :

Article L1153-1

Aucun salarié ne doit subir des faits :

1° Soit de harcèlement sexuel, constitué par des propos ou comportements à connotation sexuelle répétés qui soit portent atteinte à sa dignité en raison de leur caractère dégradant ou humiliant, soit créent à son encontre une situation intimidante, hostile ou offensante ;

2° Soit assimilés au harcèlement sexuel, consistant en toute forme de pression grave, même non répétée, exercée dans le but réel ou apparent d'obtenir un acte de nature sexuelle, que celui-ci soit recherché au profit de l'auteur des faits ou au profit d'un tiers.

Article L1153-2

Aucun salarié, aucune personne en formation ou en stage, aucun candidat à un recrutement, à un stage ou à une formation en entreprise ne peut être sanctionné, licencié ou faire l'objet d'une mesure discriminatoire, directe ou indirecte, notamment en matière de rémunération, de formation, de reclassement, d'affectation, de qualification, de classification, de promotion professionnelle, de mutation ou de renouvellement de contrat pour avoir subi ou refusé de subir des faits de harcèlement sexuel tels que définis à l'article L. 1153-1, y compris, dans le cas mentionné au 1° du même article, si les propos ou comportements n'ont pas été répétés.

Article L1153-3

Aucun salarié, aucune personne en formation ou en stage ne peut être sanctionné, licencié ou faire l'objet d'une mesure discriminatoire pour avoir témoigné de faits de harcèlement sexuel ou pour les avoir relatés.

Article L1153-4

Toute disposition ou tout acte contraire aux dispositions des articles L. 1153-1 à L. 1153-3 est nul.

Article L1153-5

L'employeur prend toutes dispositions nécessaires en vue de prévenir les faits de harcèlement sexuel, d'y mettre un terme et de les sanctionner.

Dans les lieux de travail ainsi que dans les locaux ou à la porte des locaux où se fait l'embauche, les personnes mentionnées à l'article L. 1153-2 sont informées par tout moyen du texte de l'article 222-33 du code pénal.

Article L1153-6

Tout salarié ayant procédé à des faits de harcèlement sexuel est passible d'une sanction disciplinaire.

<u>L'article 222-33 du Code pénal énonce les sanctions encourues en cas de harcèlement sexuel :</u>

I. - Le harcèlement sexuel est le fait d'imposer à une personne, de façon répétée, des propos ou comportements à connotation sexuelle ou sexiste qui soit portent atteinte à sa dignité en raison de leur caractère dégradant ou humiliant, soit créent à son encontre une situation intimidante, hostile ou offensante.

L'infraction est également constituée :

1° Lorsque ces propos ou comportements sont imposés à une même victime par plusieurs personnes, de manière concertée ou à l'instigation de l'une d'elles, alors même que chacune de ces personnes n'a pas agi de façon répétée

2° Lorsque ces propos ou comportements sont imposés à une même victime, successivement, par plusieurs personnes qui, même en l'absence de concertation, savent que ces propos ou comportements caractérisent une répétition.

II. - Est assimilé au harcèlement sexuel le fait, même non répété, d'user de toute forme de pression grave dans le but réel ou apparent d'obtenir un acte de nature sexuelle, que celui-ci soit recherché au profit de l'auteur des faits ou au profit d'un tiers.

III. - Les faits mentionnés aux I et II sont punis de deux ans d'emprisonnement et de 30 000 € d'amende.

Ces peines sont portées à trois ans d'emprisonnement et 45 000 € d'amende lorsque les faits sont commis :

1° Par une personne qui abuse de l'autorité que lui confèrent ses fonctions ;

2° Sur un mineur de 15 ans ;

3° Sur une personne dont la particulière vulnérabilité, due à son âge, à une maladie, à une infirmité, à une déficience physique ou psychique ou à un état de grossesse, est apparente ou connue de leur auteur ;

4° Sur une personne dont la particulière vulnérabilité ou dépendance résultant de la précarité de sa situation économique ou sociale est apparente ou connue de leur auteur ;

5° Par plusieurs personnes agissant en qualité d'auteur ou de complice ;

6° Par l'utilisation d'un service de communication au public en ligne ou par le biais d'un support numérique ou électronique ;

7° Alors qu'un mineur était présent et y a assisté ;

8° Par un ascendant ou par toute autre personne ayant sur la victime une autorité de droit ou de fait.

I.3. Procédure

Voici quelques conseils sur la procédure à suivre pour dénoncer et faire cesser le harcèlement au travail.

Dès les premiers agissements ou soupçons de harcèlement, il est indispensable de garder une trace des faits et de leur chronologie en vue de la constitution d'un dossier rassemblant les preuves.

Pour prouver l'existence d'un harcèlement, le salarié doit en effet établir la matérialité de faits précis et concordants, à charge pour le juge d'appréhender ces éléments dans leur ensemble et de rechercher s'ils permettent de présumer l'existence d'un harcèlement. Le cas échéant, c'est à l'employeur qu'il reviendra de prouver que les agissements en question ne sont pas constitutifs d'un harcèlement et de leur donner une explication objective.

Le salarié peut notamment produire des attestations de collègues de travail ou de clients, des certificats médicaux, des courriels et tout autre document émanant de son entreprise laissant supposer qu'il subit des agissements typiques d'un harcèlement. Quel que soit leur contenu, les certificats médicaux attestant d'une dégradation de l'état de santé ne sont pas suffisants pour permettre au juge de statuer sur la présomption de harcèlement moral. La demande du salarié non étayée par d'autres éléments risque d'être rejetée.

Par ailleurs, il est important de ne pas rester dans l'isolement mais de communiquer et de se faire aider et accompagner tant à l'intérieur qu'à l'extérieur de l'entreprise.

Le salarié peut ainsi faire appel aux délégués du personnel de l'entreprise, s'ils existent. Ceux-ci peuvent en effet saisir l'employeur de toute atteinte à la santé physique et mentale d'un salarié. L'employeur est alors tenu de procéder sans délai à une enquête et de prendre les dispositions pour remédier à cette situation (article L 2313-2 du Code du travail).

Dans certaines catégories d'entreprises, le Comité social et économique (CSE) ou la Commission santé, sécurité et conditions de travail (CSSCT) ont notamment pour mission de contribuer à la santé physique et mentale des salariés. Le salarié plaignant peut les saisir pour que des actions de prévention soient prises en matière de harcèlement.

Une organisation syndicale représentative dans l'entreprise, avec l'accord écrit du salarié, peut engager à sa place une action devant le conseil de prud'hommes et se porter partie civile devant le juge pénal.

Il est également conseillé de prendre rendez-vous avec le médecin du travail qui suit l'entreprise. Il s'agit d'un interlocuteur privilégié en matière de souffrances au travail.

A la demande du salarié, qui n'a pas à en informer son employeur, le médecin du travail peut être rencontré en dehors des locaux de l'entreprise pour un entretien médico-professionnel et un examen médical. Il est à l'écoute du salarié et peut lui apporter une aide au regard de la situation au sein de l'entreprise. Il peut par exemple conseiller à l'employeur des mesures, telles que l'aménagement du poste ou une mutation, justifiées par des considérations relatives à la santé physique et mentale du salarié. Il peut également l'orienter vers une consultation médicale spécialisée dans un service de pathologie professionnelle ou vers une structure spécialisée dans la prise en charge de la souffrance au travail.

II/ Harcèlement psychologique au sein du couple

II.1. Définition légale

La loi n° 2010-769 du 9 juillet 2010 relative aux violences faites spécifiquement aux femmes, aux violences au sein des couples et aux incidences de ces dernières sur les enfants, a introduit dans le code pénal un délit de harcèlement moral au sein du couple et modifié le code de procédure pénale.

Cette loi définit le harcèlement au sein du couple comme : « Le fait de harceler son conjoint, son partenaire lié par un pacte civil de solidarité ou son concubin par des agissements répétés ayant pour objet ou pour effet une dégradation de ses conditions de vie se traduisant par une altération de sa santé physique ou mentale ».

Ces faits sont également réprimés lorsqu'ils sont commis par l'ex-conjoint, l'ex-partenaire ou l'ex-concubin.

Le législateur a pris en compte la spécificité des situations de violence psychologique au sein du couple : ce harcèlement se caractérise par une succession de comportements, qui peuvent être insignifiants de prime abord, mais dont l'accumulation entraîne une dégradation des conditions de vie de la victime. Il apparaît ainsi que les agissements doivent être « répétés » ; cela ne signifie pas nécessairement qu'ils doivent être similaires (il peut s'agir d'une humiliation, puis d'insultes, de menaces, etc...), mais une scène de violence ponctuelle ne peut suffire. Par ailleurs, le résultat des agissements peut être sanctionné indépendamment de tout caractère intentionnel.

II.2. Sanctions encourues

Sanctions pénales en cas de violences psychologiques ou sexuelles :

• Harcèlement moral au sein du couple ayant entraîné une incapacité totale de travail (ITT) inférieure ou égale à huit jours ou sans ITT : trois ans de prison et 45.000 € d'amende (article 222-33-2-1)

• Harcèlement moral au sein du couple ayant entraîné une ITT supérieure à huit jours : cinq ans d'emprisonnement et 75.000 € d'amende (article 222-33-2-1)

• Harcèlement conjugal sexuel : deux ans de prison et 30.000 € d'amende (article 222-33)

• Viol : 20 ans de réclusion criminelle (article 222-24).

A savoir : les mêmes peines sont encourues lorsque ces infractions sont commises par un ancien conjoint ou un ancien concubin de la victime, ou un ancien partenaire lié à cette dernière par un pacs.

Sanctions pénales en cas de menaces :

La loi prévoit également une aggravation des peines applicables en cas de menaces proférées au sein du couple.

Ainsi, lorsqu'elles sont commises par le conjoint ou le concubin de la victime ou le partenaire lié à la victime par un pacs :

- les menaces de commettre un crime ou un délit sont punies de deux ans d'emprisonnement et 30.000 € d'amende,
- les menaces de mort et les menaces sous condition sont punies de cinq ans de prison et 75.000 € d'amende,
- les menaces de mort sous condition sont punies de sept ans d'emprisonnement et 100.000 € d'amende.

Sanctions pénales en cas de violences physiques :

• Violences ayant entraîné une ITT inférieure ou égale à huit jours pour la victime ou n'ayant occasionné aucune ITT : trois ans d'emprisonnement et 45 000 € d'amende (article 222-13), cinq ans de prison et 75.000 € d'amende si elles étaient habituelles (article 222-14).

• Violences ayant entraîné une ITT supérieure à huit jours : cinq ans de prison et 75 000 € d'amende (article 222-12), 10 ans de prison et 150.000 € d'amende en cas de violences habituelles (article 222-14).

• Violences ayant entraîné une mutilation ou une infirmité permanente : 15 ans de réclusion criminelle (article 222-10), 20 ans si elles étaient habituelles (article 222-14).

• Violences ayant entraîné la mort sans intention de la donner : 20 ans de réclusion criminelle (article 222-8), 30 ans en cas de violences habituelles (article 222-14).

• Actes de torture ou de barbarie : 20 ans de réclusion criminelle (article 222-3).

• Actes de torture ou de barbarie ayant entraîné une mutilation ou une infirmité permanente : 30 ans de réclusion criminelle (article 222-5).

• Actes de torture ou de barbarie ayant entraîné la mort sans intention de la donner : réclusion criminelle à perpétuité (article 222-6).

• Meurtre (ou tentative de meurtre) : réclusion criminelle à perpétuité (article 221-4).

Il est également prévu que, lorsque les violences exercées au sein du couple mettent en danger la personne qui en est victime, le juge aux affaires familiales peut délivrer en urgence à cette dernière une ordonnance de protection. Cette mesure permet d'organiser l'éviction de l'auteur des violences du domicile familial ou d'organiser le relogement de la victime, si elle choisit de quitter le domicile. Le juge peut également l'autoriser à dissimuler son adresse. L'objectif est de la mettre hors de portée de son conjoint et de statuer provisoirement sur la garde des enfants.

II.3. Les moyens de preuve

La preuve d'une violence psychologique peut être difficile à rapporter car, contrairement aux violences physiques où les coups portés laissent des marques visibles, ce type de violence est beaucoup plus difficile à percevoir de l'extérieur, et donc plus difficile à démontrer.

C'est pourquoi il ne faut pas hésiter à déposer des mains courantes ou des plaintes auprès de la police ou de la gendarmerie dès que le conjoint ou ex-conjoint PN outrepasse ses droits. Au-delà des violences physiques éventuelles, il se peut qu'il maltraite vos enfants, qu'il vous menace ou vous fasse du chantage, qu'il vous mène une vie impossible en ne respectant jamais ses engagements ou de façon totalement imprévisible (exemple : garder les enfants tel week-end ou pendant telles vacances…). Après une séparation, il peut aussi vous harceler pour que vous repreniez une vie de couple avec lui.

Comme éléments de preuve d'un harcèlement psychologique, il est possible de s'appuyer sur des documents électroniques tels que des SMS, MMS, des e-mails, des messages laissés sur un répondeur ou des documents écrits comme des lettres de menaces, de chantage ou d'insultes. Il ne faut pas hésiter à enregistrer les menaces, les propos humiliants ou les insultes proférées par le PN aux moments où il ne se doute de rien. Comme il sait habilement éviter de laisser des traces de ces agissements, le piéger est parfois la seule manière de prouver qu'ils existent.

Les témoignages d'un proche, d'un parent ou d'un voisin peuvent également être pris en compte pour appuyer la dénonciation de ces violences. Toutefois, il faut savoir que le témoignage des enfants est exclu dans le cadre de la procédure de divorce, ainsi que le prévoit l'article 259 du Code civil. Or, les enfants sont souvent les principaux voire les seuls témoins des violences commises au sein du couple. Ils sont d'ailleurs eux-mêmes victimes de la situation.

La preuve des violences psychologiques peut donc être rapportée par des attestations de témoins, sachant que les attestations de membres de la famille (hors enfants) peuvent être retenues par le juge, même si, la plupart du temps, les juges se méfient des attestations lorsqu'elles émanent de la famille.

Il est également important de dater et plus généralement de circonstancier (lieu et moment) les allégations ainsi que les attestations de témoins. Le fait de dater donne de la crédibilité aux faits rapportés. Les témoignages doivent faire référence aux éléments factuels constatés plutôt qu'aux confidences d'une personne.

Un certificat médical peut également constituer un élément de preuve recevable. La victime a tout intérêt à demander aux médecins (généraliste et/ou spécialistes) qui l'ont suivie pendant la période du harcèlement de lui délivrer un certificat attestant une dégradation de sa santé physique et/ou psychique potentiellement imputable aux agissements d'un conjoint (ou ex-conjoint) auteur de violences psychologiques. En particulier, le fait d'avoir été suivi par un psychiatre pour un état dépressif voire traité pour une véritable dépression constitue un élément de preuve, d'autant que les consultations ont dû permettre au thérapeute d'aborder les causes de cet état ou de cette pathologie.

Les attestations et les certificats médicaux sont d'autant plus probants qu'ils sont de nature à établir une violence psychologique dans la durée (dégradation physique, amaigrissement ou prise de poids excessive, état dépressif, consommation prolongée de médicaments antidépresseurs ou anxiolytiques, changement de caractère, isolement progressif de la personne, etc.).

Idéalement, il convient de combiner à la fois les dépôts de plaintes, les preuves écrites ou enregistrées, les attestations de témoins et les certificats médicaux pour lever les doutes de la justice sur la réalité du harcèlement subi.

II.4. Procédure

La procédure judiciaire peut s'avérer bénéfique pour la personne qui a été sans le savoir sous l'emprise d'un conjoint PN, dans la mesure où va être reconnue la réalité de la violence psychologique qu'elle a subie. Cette personne a le plus souvent tendance à penser qu'elle était fautive de quelque chose puisque c'est ce que le PN a voulu lui faire croire à coup de propos et d'actes humiliants et répétés. Elle se voit ainsi reconnaître qu'elle n'a pas été fautive ni folle durant toutes ces années, ce qui est important pour qu'elle puisse se réparer psychiquement et se réconcilier avec elle-même et avec la vie.

Si le choix est fait avec l'avocat choisi d'une procédure pénale, une plainte peut être déposée auprès du Procureur de la République qui décidera, s'il le juge nécessaire, de poursuivre l'auteur des violences psychologiques. Une citation directe est possible. Une plainte peut également être déposée entre les mains du doyen des juges d'instruction.

Cette procédure pénale peut étayer une procédure en divorce, et notamment lorsque des difficultés surgissent quant à la résidence des enfants ou le droit de visite et d'hébergement du parent qui n'en a pas la garde ou des grands-parents.

Des mesures peuvent également être prises en matière civile par le Juge aux affaires familiales. Pour protéger les victimes des violences, y compris pendant une instance en divorce, le Juge aux affaires familiales peut en effet prendre des mesures d'urgence qui vont permettre l'éloignement du conjoint violent du domicile conjugal. Le conjoint violent peut alors se voir interdire de rester au domicile conjugal et aux alentours de celui-ci, et de s'approcher du conjoint victime des violences. Le but de ces mesures d'application immédiate est de protéger la victime des violences psychologiques le plus rapidement possible, sans attendre le prononcé du divorce.

TABLE DES MATIERES

CHAPITRE 3

CHAPITRE 4

LES BONS REFLEXES ET LA STRATEGIE POUR SORTIR DU PIEGE 99

CHAPITRE 5

TRADUIRE LE PERVERS NARCISSIQUE EN JUSTICE 117

CHAPITRE 6

VERS UNE SOCIETE PLUS SOLIDAIRE ET PLUS HUMAINE : COLLABORATION OU RESISTANCE ? 129

PSYCHOLOGIE
AUX ÉDITIONS L'HARMATTAN

Dernières parutions

DE L'ÉMERGENCE AU DÉVELOPPEMENT PSYCHIQUE DE LA TEMPORALITÉ CHEZ LE PETIT ENFANT

Sébastien Fournier

Préface de Claude Allione - Postface de Corinne Cammaréri

Toute existence s'inscrit dans le temps. Du jour de sa naissance jusqu'à celui de sa mort, l'Homme ne peut pas s'affranchir de cette contrainte métaphysique. Il est comme « embarqué » dans un mouvement qui lui échappe. Mais contrairement à d'autres êtres vivants, il ne se contente pas de subir la temporalité ; il a le privilège d'apprendre au cours de son développement, à en saisir consciemment et/ou inconsciemment certaines lois. L'étude que nous avons menée démontre que cette relation au temps débute très tôt pendant la petite enfance et probablement même avant, au stade de la vie foetale. Elle se renforce ensuite, grâce aux expériences réalisées par le nourrisson (interactions, rythmes, principe de causalité, etc.) suivant l'évolution de ses capacités psychoaffectives et cognitives.

(Coll. Psycho-Logiques, 160 p., 17,5 euros)

ISBN : 978-2-343-16572-1, EAN EBOOK : 9782140111976

DÉCHIFFRER LA DÉFICIENCE INTELLECTUELLE

La clinique du sujet auprès d'adolescents

Gérard Portier

Préface par Joseph Rouzel

Marin ou Paul donnent ici, dans leur inhibition déchirante, l'impression d'être condamnés à leur situation de handicap et à la dépendance à l'Autre : parental, médical, social... Chloé dans un diagnostic qui l'écrase, la révolte et ne fait pas la part belle à la dimension subjective, rêve pourtant d'un autre monde. Jade ou Lucia, dans l'expression de la honte à ne pas dire, invitent leurs parents à la parole qui délivre du secret. Que fait-on du mal-être et du vécu propre du sujet face à son histoire ? Comment peuvent opérer l'aide éducative et psychologique quand elles prennent en compte la dimension inconsciente chez l'adolescent, chez ses parents et dans l'instance de travail éducateur-psychologue ? L'inhibition ou autres manifestations de l'adolescent ne peuvent-elles pas être des leviers pour qu'advienne le sujet ?

(228 p., 23,5 euros)

ISBN : 978-2-343-16405-2, EAN EBOOK : 9782140111594

PSYCHOLOGIE, SOCIÉTÉ ET CULTURE

Mélanges en l'honneur de Dieudonné Tsokini

Nicaise Léandre Mesmin Ghimbi

Sous la direction de - Préface de Julien Mbambi

Cet ouvrage est l'oeuvre d'un ensemble de chercheurs intéressés par des problématiques liées à la psychologie, à la société et à la culture. C'est dans cette perspective que les contributeurs ont pu explorer les préoccupations humaines et sociales, à travers les thèmes développés dans cet ouvrage. L'interaction entre l'Homme et la société, à partir de la question de l'« entre-deux » a constitué le socle des travaux dirigés par le Professeur Dieudonné Tsokini.

(Coll. Études africaines, 370 p., 37,5 euros)

ISBN : 978-2-343-16088-7, EAN EBOOK : 9782140109508

TRAUMATISME PSYCHOLOGIQUE ET SUICIDE EN ALGÉRIE

Chérifa Sider

Préface de Jean-Luc Roelandt

L'auteure s'appuie sur l'enquête Santé Mentale en Population Générale (SMPG-2003) pour étudier la relation entre le trouble de stress post-traumatique et le risque suicidaire en Algérie. La réalité algérienne contemporaine est marquée par des violences protéiformes. De la guerre civile aux catastrophes naturelles, en passant par un malaise social, le citoyen algérien a vécu des évènements « hors du commun », notamment lors de la décennie noire avec les séquelles du terrorisme islamiste radical. Une violence extrême qui s'intensifie par la négation du droit de la victime à la reconnaissance et à la réparation matérielle et/ou morale.

(Coll. Histoire et perspectives méditerranéennes, 206 p., 22 euros)

ISBN : 978-2-343-15903-4, EAN EBOOK : 9782140106125

PSYCHOSES ET LANGAGES

Scènes psychothérapiques du dire

Jean Broustra

Les patients psychotiques ont de nombreuses scènes cliniques d'expression : verbales, phonatoires, corporelles, scripturaires. Il importe de leur proposer des praticables thérapeutiques qui soient aussi plurilangagiers : où phénoménologie, expression, psychanalyse risquent une heureuse alliance. De nombreuses situations thérapeutiques sont exposées.

(Coll. Psychanalyse et civilisations, 266 p., 26 euros)

ISBN : 978-2-343-15126-7, EAN EBOOK : 9782140104169

LES ALGORITHMES DE L'ÉTRANGÉITÉ

Psychanalyse et Anthropologie critique

Sous la direction de Marie-Laure Dimon et Michel Brouta - Les "rencontres-débat" du Cipa

Le monde du numérique, de l'algorithme et du réseau, fait partie de notre culture et bouleverse nos perceptions. Transformera-t-il notre propre rapport à autrui et à l'étranger ? Réussirons-nous à donner toute son ampleur aux algorithmes du biologique ouvrant sur la genèse de la condition humaine et sur l'étrangéité, son irréductible singularité? Dans ce monde des algorithmes, le politique peut-il encore poser la question de l'étranger? Les auteurs viennent explorer un grand nombre de ces questions liant de façon innovante psychanalyse et anthropologie.

(Coll. Psychanalyse et civilisations, 302 p., 28 euros)

ISBN : 978-2-343-10716-5, EAN EBOOK : 9782140101311

LA MÉMOIRE DE L'ORIGINE

Et si l'humanité était une chance ?

Pascal Elouard

La connaissance des fondements de l'existence montre que les êtres humains sont appelés à se réunir dans l'unité et qu'ils auront toujours ce choix. Les témoignages des patients qui ont suivi la démarche psychologique, la « Mémoire de l'Origine », et ceux des fondateurs de deux arts martiaux, l'Aïkido et le Kinomichi, révèlent cette réalité. Ce livre s'adresse à tous ceux qui veulent répondre à ce que nous propose la vie : réaliser l'humanité dans l'unité, faire de l'humanité une rencontre.

Les Impliqués (218 p., 22,5 euros)

ISBN : 978-2-343-15768-9, EAN EBOOK : 9782140101649

VAINCRE VOS TRAUMATISMES PAR LA MÉTHODE IPSCI

Une histoire naturelle de la souffrance et de la guérison

Myriam Noël-Winderling

Avec la collaboration de Davor Komplita

L'Intégration Psycho-Somato-Cinétique (IPSCi) offre une méthode de résolution des traumatismes engageant le corps et l'esprit. Celui qui l'adopte dispose d'un moyen de se libérer des symptômes post-traumatiques et de leurs réminiscences à long terme. Cet ouvrage présente cette méthode capable de prévenir des rechutes et qui élimine les séquelles psychiques et parfois physiques des traumas.

(Coll. Psycho-Logiques, 258 p., 27 euros)

ISBN : 978-2-343-15265-3, EAN EBOOK : 9782140101120

LE BEAU MÉTIER DE PSYCHOLOGUE

Journal d'un psychodramatiste

Claude Lorin

Oui, être psychologue est un métier formidable ? Vous découvrirez ici des dialogues vivants mettant en scène le « théâtre privé » de deux patients qui nous plongent, entres rires et larmes, dans les conflits et les intrigues de leur vie quotidienne. Vous saisirez leur évolution, leurs défis et leurs soucis, leurs hardiesses et leurs faiblesses, leurs déboires et leurs victoires. Vous accéderez enfin aux éléments cliniques et théoriques nécessaires pour comprendre l'enjeu des scènes improvisées et peut-être entreprendre une formation.

(250 p., 26 euros)

ISBN : 978-2-343-15828-0, EAN EBOOK : 9782140100543

CATASTROPHE FERROVIAIRE, REPRÉSENTATION ET TROUBLES POST-TRAUMATIQUES

Le cas d'Eséka (Cameroun)

Claude Désiré Noumbissié

La catastrophe ferroviaire d'Eséka, survenue le 21 octobre 2016 au Cameroun, présente un bilan douloureux et alarmant. Cette étude montre que plus de neuf mois après, les victimes présentent des souffrances psychiques, des douleurs physiques, des troubles post-traumatiques importants. Elles ont également des représentations magico-religieuses de la catastrophe et vivent dans un environnement socio-économique asphyxiant. Cette situation nécessite impérativement une prise en charge holistique et professionnelle solide.

(118 p., 14 euros)

ISBN : 978-2-343-15470-1, EAN EBOOK : 9782140098130

LES HOMMES PILOTENT... LES FEMMES CONDUISENT ?

Guide des comportements au volant

Jean-Marc Bailet

Les comportements au volant seraient-ils différents entre hommes et femmes ? Si la voiture est née grâce au génie d'ingénieurs français, les femmes ont dû s'imposer pour vaincre les préjugés et conduire. Les femmes n'ont jamais placé leur narcissisme dans l'objet-voiture : elles sont plus prudentes et respectueuses du Code de la route. L'ostracisme qui les a visées est désormais révolu et doit être proscrit du discours commun.

(154 p., 17 euros)

ISBN : 978-2-343-15141-0, EAN EBOOK : 9782140095986

LE SYNDROME DE SCHOPENHAUER

Variante psycho-sociale des troubles du comportement à l'adolescence

Didier Bourgeois

La psychiatrie prend en compte la souffrance psychique des individus. Parmi eux, certains sujets, jeunes, très doués intellectuellement, mais inexorablement suicidaires, interpellent et dérangent. La prise en charge psycho-thérapeutique des sujets schopenhauer est accrobatique mais il ne faut pas échouer avec eux, tant ils sont incisifs et décisifs. Cet ouvrage propose de situer ce syndrome au sein de la clinique actuelle, ainsi que de suggérer des pistes thérapeutiques.

(Coll. Psycho-Logiques, 140 p., 15,5 euros)

ISBN : 978-2-343-14300-2, EAN EBOOK : 9782140093814

LES TENTATIVES DE SUICIDES DES ADOLESCENTS

Du Négatif à la Subjectivation

Clément Rizet

A travers l'expérience d'un clinicien d'orientation psychanalytique quelles sont les possibilités de mettre au travail le Négatif en particulier chez l'adolescent dans le but de relancer le processus de Subjectivation chez les jeunes en grande souffrance ? Le concept de Subjectivation formé par Michel Foucault à partir d'une archéologie du « souci de soi » des antiques Grecs apparait fructueux dans la prise en charge d'adolescent(e)s suicidaires et suicidants.

(Coll. Psycho-Logiques, 218 p., 23,5 euros)

ISBN : 978-2-343-14642-3, EAN EBOOK : 9782140091582

Structures éditoriales du groupe L'Harmattan

L'Harmattan Italie
Via degli Artisti, 15
10124 Torino
harmattan.italia@gmail.com

L'Harmattan Hongrie
Kossuth l. u. 14-16.
1053 Budapest
harmattan@harmattan.hu

L'Harmattan Sénégal
10 VDN en face Mermoz
BP 45034 Dakar-Fann
senharmattan@gmail.com

L'Harmattan Cameroun
TSINGA/FECAFOOT
BP 11486 Yaoundé
inkoukam@gmail.com

L'Harmattan Burkina Faso
Achille Somé – tengnule@hotmail.fr

L'Harmattan Guinée
Almamya, rue KA 028 OKB Agency
BP 3470 Conakry
harmattanguinee@yahoo.fr

L'Harmattan RDC
185, avenue Nyangwe
Commune de Lingwala – Kinshasa
matangilamusadila@yahoo.fr

L'Harmattan Congo
67, boulevard Denis-Sassou-N'Guesso
BP 2874 Brazzaville
harmattan.congo@yahoo.fr

L'Harmattan Mali
Sirakoro-Meguetana V31
Bamako
syllaka@yahoo.fr

L'Harmattan Togo
Djidjole – Lomé
Maison Amela
face EPP BATOME
ddamela@aol.com

L'Harmattan Côte d'Ivoire
Résidence Karl – Cité des Arts
Abidjan-Cocody
03 BP 1588 Abidjan
espace_harmattan.ci@hotmail.fr

L'Harmattan Algérie
22, rue Moulay-Mohamed
31000 Oran
info2@harmattan-algerie.com

L'Harmattan Maroc
5, rue Ferrane-Kouicha, Talaâ-Elkbira
Chrableyine, Fès-Médine
30000 Fès
harmattan.maroc@gmail.com

Nos librairies en France

Librairie internationale
16, rue des Écoles – 75005 Paris
librairie.internationale@harmattan.fr
01 40 46 79 11
www.librairieharmattan.com

Lib. sciences humaines & histoire
21, rue des Écoles – 75005 Paris
librairie.sh@harmattan.fr
01 46 34 13 71
www.librairieharmattansh.com

Librairie l'Espace Harmattan
21 bis, rue des Écoles – 75005 Paris
librairie.espace@harmattan.fr
01 43 29 49 42

Lib. Méditerranée & Moyen-Orient
7, rue des Carmes – 75005 Paris
librairie.mediterranee@harmattan.fr
01 43 29 71 15

Librairie Le Lucernaire
53, rue Notre-Dame-des-Champs – 75006 Paris
librairie@lucernaire.fr
01 42 22 67 13

www.ingramcontent.com/pod-product-compliance
Lightning Source LLC
LaVergne TN
LVHW021221061026
849535LV00008B/2860
* 9 7 8 2 3 4 3 1 7 4 3 8 9 *